—— 主 编 ——

高纪东 金 晶 吉 勇

乳腺癌的治疗与护理

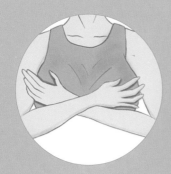

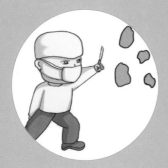

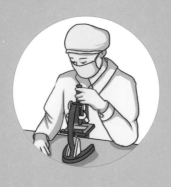

U0188323

上海科学技术出版社

图书在版编目（ＣＩＰ）数据

乳腺癌的治疗与护理 / 高纪东，金晶，吉勇主编
. -- 上海 : 上海科学技术出版社，2022.12
ISBN 978-7-5478-6023-6

Ⅰ. ①乳… Ⅱ. ①高… ②金… ③吉… Ⅲ. ①乳腺癌
－治疗②乳腺癌－护理 Ⅳ. ①R737.905②R473.73

中国版本图书馆CIP数据核字(2022)第230058号

乳腺癌的治疗与护理

主编 高纪东 金 晶 吉 勇

上海世纪出版（集团）有限公司
上 海 科 学 技 术 出 版 社　　出版、发行
（上海市闵行区号景路 159 弄 A 座 9F-10F）
邮政编码 201101　　www.sstp.cn
上海光扬印务有限公司印刷
开本 787×1092　1/16　印张 12
字数 16 千字　绘图 330 幅
2022 年 12 月第 1 版　2022 年 12 月第 1 次印刷
ISBN 978-7-5478-6023-6/R·2675
定价：98.00 元

编 委 会

名誉主编

王绿化　王东文

主　编

高纪东　金　晶　吉　勇

副主编

杜彩文　姜鸿南　陆　叶　李思琴　史颖花

序　言

2020 年，世界卫生组织国际癌症研究机构（WHO/IARC）的 GLOBOCAN 项目全球癌症发病率和死亡率数据显示，女性乳腺癌的发病率已超过肺癌，成为最常见的癌症，且其发病率呈逐年增高的趋势。不过，女性乳腺癌发病率虽然在 2020 年攀上了全球第一位，但它并不是死亡率第一位的癌种，肺癌的死亡率仍占第一位，这一现象既与乳腺癌的特性有关，也得益于乳腺癌的防治关口前移和乳腺癌的综合治疗措施的运用。

如何促进乳腺癌防治关口前移？目前国际公认的 WHO 的肿瘤预防分为三级预防：一级预防主要针对危险因素进行干预；二级预防着重于早期发现、早期诊断和早期治疗；三级预防主要是改善肿瘤患者的生活质量和预后。不断提升健康女性的乳腺健康意识，引导她们主动筛查乳腺癌，可视为一级预防的核心目标。一级预防面对的群体是所有健康女性，这需要医学工作者投入极大努力。乳腺专科医师应在一级预防中发挥更大作用，可尝试通过多种形式的科普活动来传递乳腺癌防治理念，全面介绍乳腺癌在早发现、早治疗前提下可治愈的事实。乳腺专科医师在二级预防中，当努力提高乳腺癌的诊治水平，通过科普的方式，提升乳腺癌患者的治疗配合度，以尽力挽救她们的健康甚至生命。三级预防所关注的改善乳腺癌患者生活质量和生存时间，也是医患共同追求的目标。

　　本书经过一年多策划、撰写和绘制，用简洁的文字配合形象的漫画，将乳腺癌的三级预防理念化繁为简地展现给读者，兼顾了科学性及普及性。本书编委会用科普实践呼应了 2022 年第 28 个全国肿瘤防治宣传周的主题——癌症防治早早行动。中国医学科学院肿瘤医院深圳医院在国家癌症中心的指导下，不仅要"治"癌，而且也要带领健康人群"防"癌，健康意识提升，早发现乳腺癌，战胜乳腺癌！

二〇二二年十月

专家简介

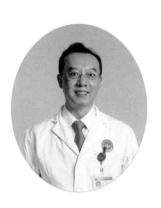

　　高纪东：主任医师，医学博士，博士生导师，中国医学科学院肿瘤医院深圳医院乳腺外科主任。

　　长期从事乳腺癌外科临床、科研工作，擅长以手术为主的乳腺癌综合治疗。在乳腺癌早期发现与早期诊断、乳腺癌保乳手术、乳腺癌术后自体重建和假体重建、乳腺癌前哨淋巴结活检术、乳腺癌术中放疗等方面具有丰富的临床经验。参与多项国家科技支撑计划及国家高技术研究发展计划（863计划）课题研究，在国内外核心期刊发表论文40余篇，参加专著编写5部。

　　兼任中国医疗保健国际交流促进会乳腺癌专业委员会常委、广东省医学会乳腺癌专委会常委、深圳市医师协会乳腺专科医师分会副会长、深圳市医学会乳腺癌专委会副主委、国家抗肿瘤药物临床应用监测委员会乳腺癌组委员等社会职务。

目　录

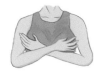
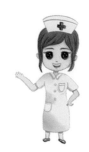
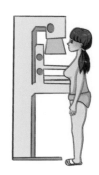

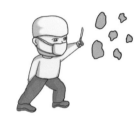
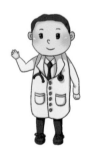
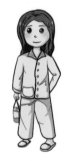

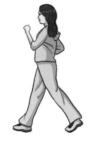

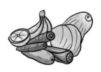

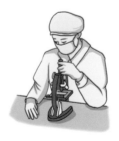

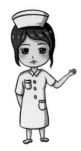

第一篇

基础与准备

乳腺癌从发现到康复，

一幅一幅绘制的医学漫画，

步步为营地指导。

终究，你还会那么美。

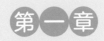

第一章

你了解乳房吗

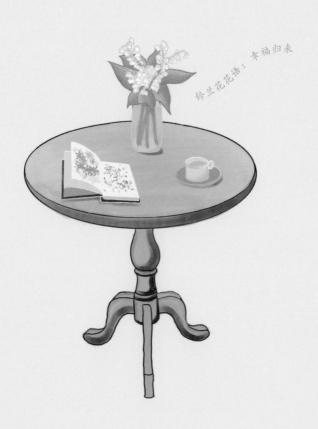

铃兰花花语：幸福归来

女性的乳房分泌乳汁，哺育新生命，

它还是美的象征，它那么美好，

却也会受伤害……

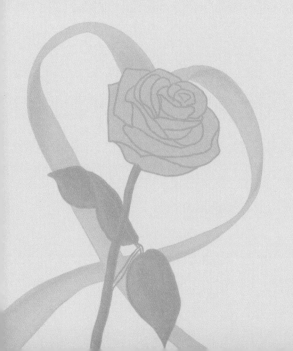

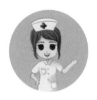

很高兴下面能给大家带来有关乳腺相关的知识和疾病的科普！

一、乳腺是什么样的

（一）乳腺的解剖

乳房由皮肤、纤维组织、脂肪组织和腺体构成，乳腺被结缔组织分为15~20个乳腺小叶，每个乳腺小叶有1个输乳管，末端开口于乳头，乳腺小叶与输乳管以乳头为中心呈放射状排列，而乳腺小叶作为乳腺的基本单位，每个都由输乳管和腺泡组成。

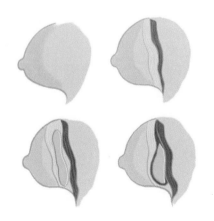

乳房的结构

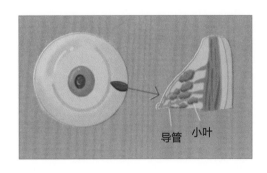

导管　小叶

乳腺的输乳管和乳腺小叶示意图

(二) 乳房的功能

女性乳房的功能主要有 3 个：第二性征、哺乳以及参与性活动。

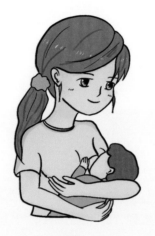

哺乳

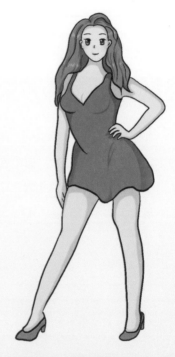

第二性征

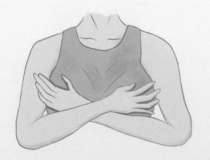

参与性活动

二、乳房健康

（一） 哪些人易患乳腺癌

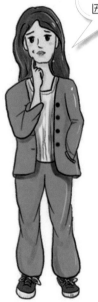

乳腺癌的危险因素有哪些？

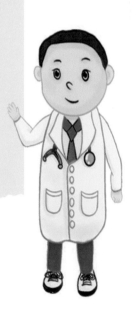

乳腺癌的高危因素：

- 具有 *BRCA1/2* 基因等基因突变
- 长期的激素替代疗法
- 初产时年龄较大
- 较早的月经初潮年龄
- 既往胸壁放疗史
- 绝经过晚
- 乳腺癌家族史
- 其他

乳腺癌的高危因素

（二） 预防措施

健康的生活方式和了解家族遗传因素有助于远离乳腺癌。

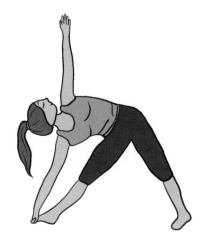

保持心情舒畅，坚持体育锻炼

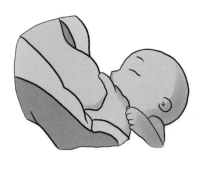

提倡母乳喂养

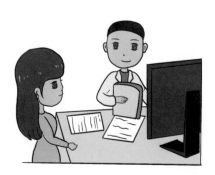

绝经前，不乱用雌激素；发现乳房有硬块、
溢液、疼痛等症状及时就诊

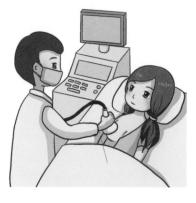

有乳腺癌家族史等高危因素的人群定期
进行乳腺癌早期筛查

(三) 乳腺自查

乳腺自查时间为月经过后 1 周，绝经后女性选择自查月份的同一天对比。乳腺自查分两步，第一步对镜自查，第二步又分为站立位和平躺位触摸。

对镜自查时，面对镜子，观察双侧乳房的形状、大小是否异常，有无局部隆起或者凹陷，皮肤有无红肿、水肿及"橘皮样改变"；双侧乳头是否在同一水平以及是否存在凹陷、糜烂等。

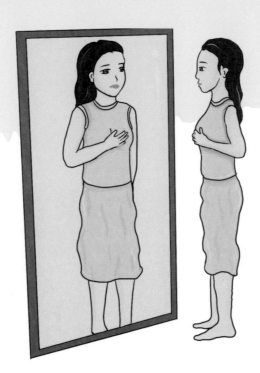

对镜自查（实际操作时请脱去上衣）

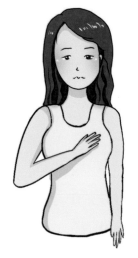

站立位时，用手掌面触摸乳房

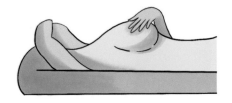

也可平躺位时，用手掌面触摸乳房

站立位或平躺位自查时，采用手掌面进行触摸，不要用手指抓捏，否则会把正常乳腺组织误判为肿块。因遵循的触摸顺序为外上、外下、内下、内上及中间乳头、乳晕区，最后轻挤乳头，观察是否有溢液。详细记录肿块和溢液情况，就诊时向医生详细描述（以下仅为示意图，实际操作时请脱去上衣）。

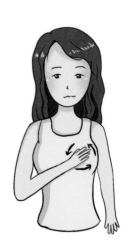

触摸顺序为外上、外下、内下、内上及中间乳头、乳晕区

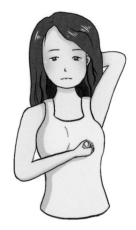

最后轻挤乳头，观察是否有溢液

第二章

你该去看医生了

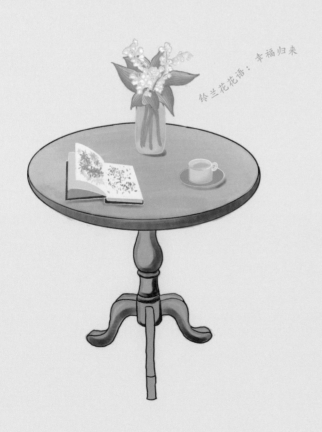

铃兰花花语：幸福归来

大意会失荆州！

请赶紧让专科医师做军师，好与歹，

得弄个明白。

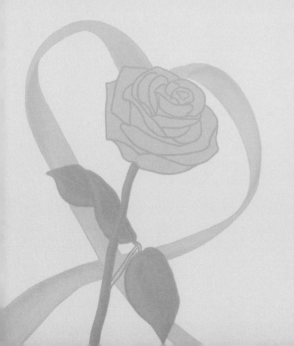

一、有这些症状时要去医院

当有乳房疼痛、乳房肿块、乳房溢液、乳房不对称以及乳房凹陷、水肿、破溃等症状时，要及时去医院。腋窝淋巴结肿大也与乳房健康密切相关，也应及时去医院就诊。

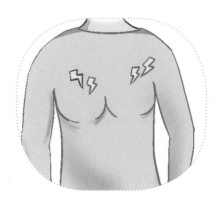

乳房疼痛

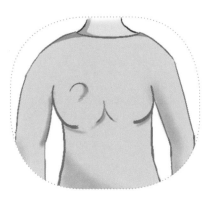

乳房肿块

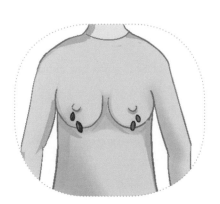

乳房溢液

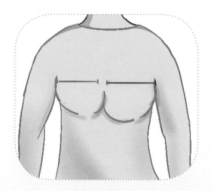

乳房不对称

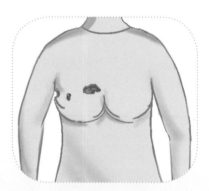

凹陷、水肿、破溃

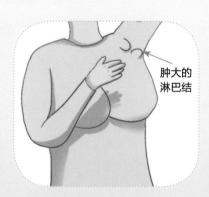

腋窝淋巴结肿大

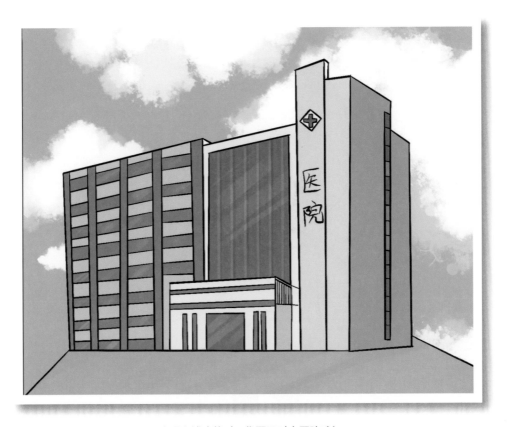

出现上述症状时，你要及时去医院哦！

二、看医生前要准备什么

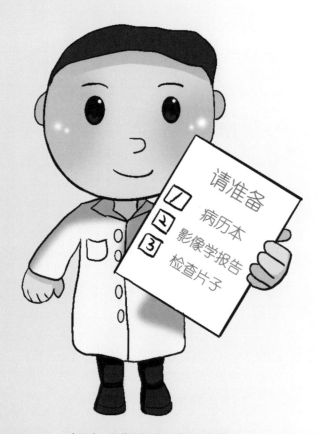

病历本、影像学报告、检查片子等

三、了解就医流程，轻松就医

在就医前，了解医生会关心的几个方面，事先做点准备，让就医流程更轻松，咨询内容更全面。

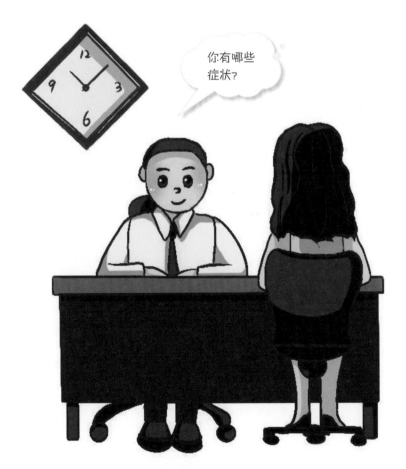

先把症状和担忧概括性地告诉医生

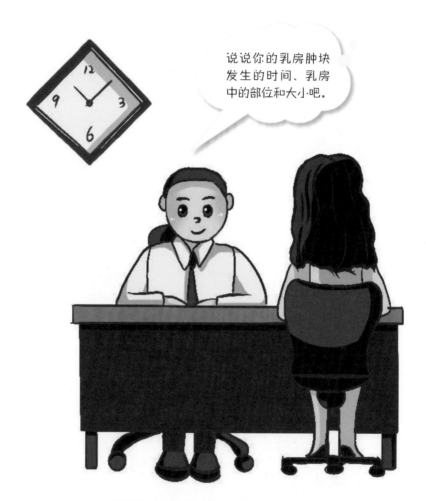

描述发现乳房肿块发生的时间、部位、大小

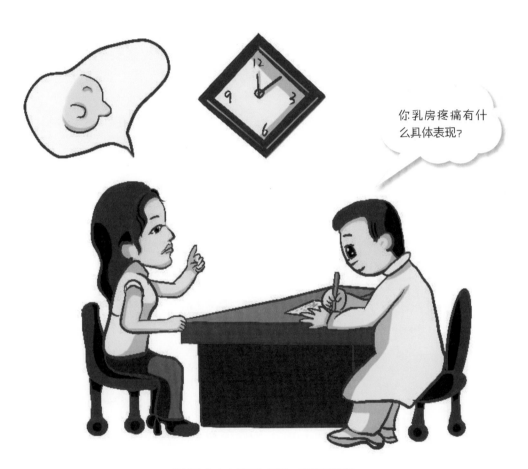

描述乳房疼痛是否和月经、情绪相关等

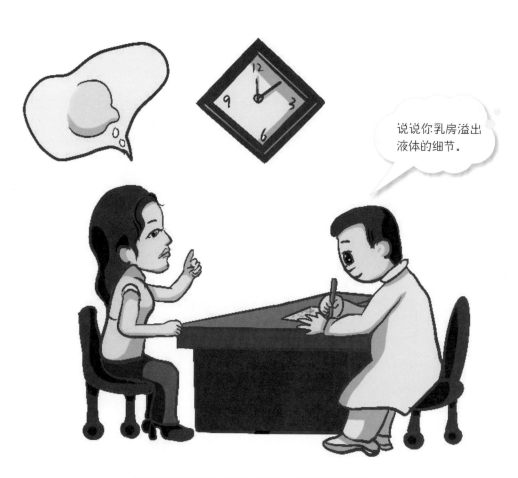

描述乳房溢液症状：颜色、性状、单孔还是多孔等

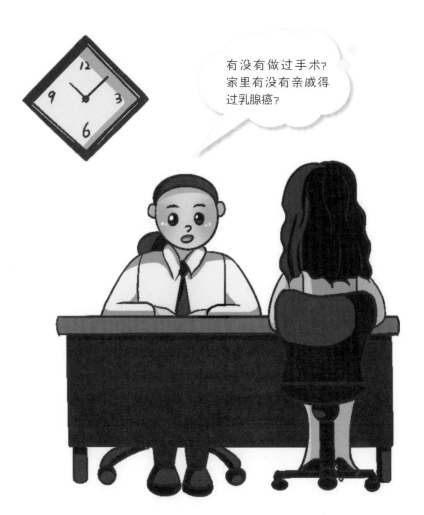

描述既往手术史、家族史（有没有亲人得过乳腺癌）

四、医生要准备查体了

　　乳腺体格检查对于乳腺疾病的早期发现、早期诊断、早期治疗具有很高的临床意义，也能为实验室检查、影像学检查和组织病理学检查提供检查思路和诊断方向。除了乳腺自查，医生的查体更有参考意义，医生所做的体格检查包括视诊、触诊以及乳头和腋窝淋巴结的检查。

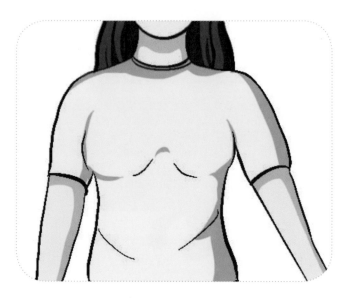

做好查体准备

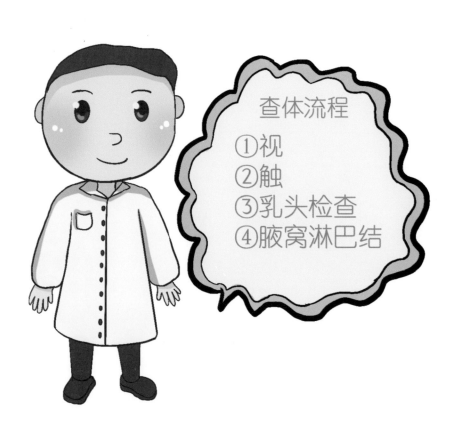

医生要对患者进行查体的流程

五、查体之后做什么

查完体后，医生会根据患者的病情决定下一步的检查项目和治疗。常见的检查方式主要有乳腺超声检查、乳腺 X 射线摄影（钼靶摄影）、磁共振成像（MRI）和穿刺活检术。主要的治疗措施包括观察、定期复查、外科手术治疗（手术治疗）、化学药物治疗（化疗）、放射治疗（放疗）等。

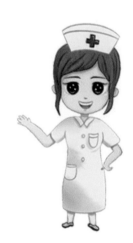

第三章

你了解乳腺检查项目吗

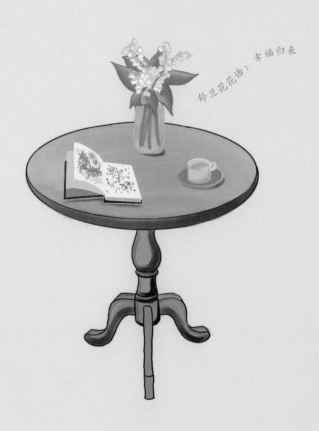

铃兰花花语：幸福归来

莫被忧郁笼罩，

务必尽快、准确地诊断，

给自己一个负责任的交代。

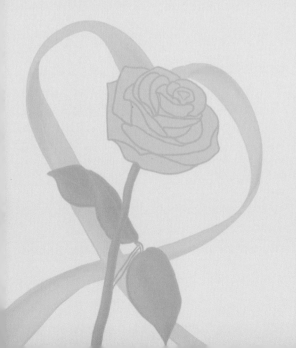

一、乳腺超声检查

乳腺超声检查就是超声科医生使用超声仪器进行乳腺肿物的探查，是乳腺检查最常用的检查方式之一，主要用来鉴别肿块是囊性还是实质性，初步评估肿块的良性与恶性。

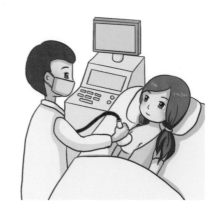

乳腺超声检查

超声检查能发现乳腺是否存在病变，病变是弥漫性还是局限性的，病变的部位、数目、大小、形态、边界、内部及边缘回声、后方回声、是否存在钙化灶及钙化灶的特征、内部血流状态及频谱特征，周围组织有无浸润，有无淋巴结以及远处脏器转移，乳腺导管是否扩张等。超声检查具有无创、简便、价廉、无放射性等优点，推荐乳腺癌高危人群每半年至1年检查1次。

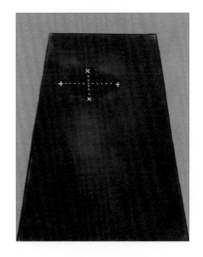

乳腺超声影像示意

二、钼靶摄影

(一) 定义

钼靶摄影是利用专用 X 射线机，以低能 X 射线摄取乳房软组织影像的一种 X 射线摄影技术。钼靶摄影对以钙化灶为主要病变表现的乳腺疾病敏感度高。

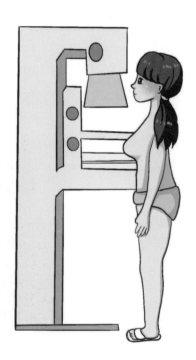

钼靶摄影

（二） 钼靶拍摄位

钼靶摄影通常需要拍摄头尾位（CC 位）和内外斜位（MLO 位）。

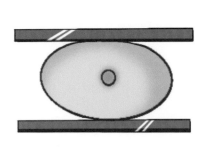 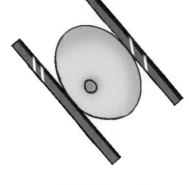

头尾位（CC 位） 内外斜位（MLO 位）

（三） 钼靶影像钙化灶

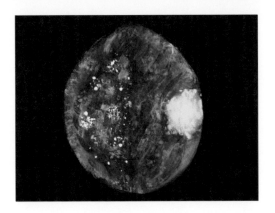

钼靶影像钙化灶示意

（四） 钼靶摄影的优点

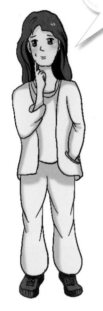

您好，医生，请问钼靶检查有什么优势？

钼靶检查的优势在于乳腺病灶钙化显示清晰，可以发现超声检查发现不了的以钙化为主的病灶。建议 40 岁以上高危人群的女性每年检查 1 次。

钼靶摄影的优点

(五) 钼靶摄影的缺点

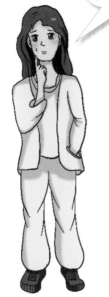

那么，钼靶检查的缺点是什么呢？

钼靶检查也有局限性，致密性乳房无法看清肿块情况；乳房被 X 射线机压迫时有疼痛；检查过程具有放射性。

钼靶摄影的缺点

三、MRI

MRI 检查对软组织的分辨率较高，灵敏度高于 X 射线，能立体观察病变情况和动态增强显示病灶，主要用来进一步评估乳腺 B 超和钼靶摄影无法明确性质的病变以及评估乳腺癌保乳指征。

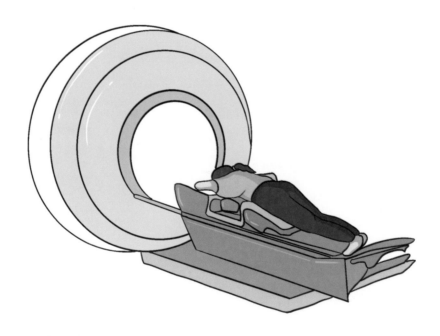

MRI 检查

磁共振成像（MRI）检查的优缺点

优点：灵敏度高；能判断肿物是否多发；可评价是否能保乳；可评估新辅助化疗的疗效；乳腺假体重建术后随访评价。

缺点：检查费用较贵；检查时间较长；检查时噪音较大；针对乳腺癌的特异度相对较低。

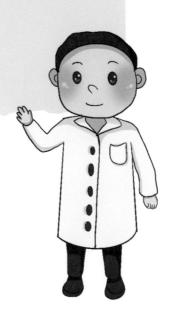

MRI 检查的优缺点

四、穿刺活检术

　　穿刺活检术是组织病理检查方式之一，是治疗前确诊乳腺疾病的金标准。主要用于影像学检查怀疑为恶性肿瘤后的进一步诊断。

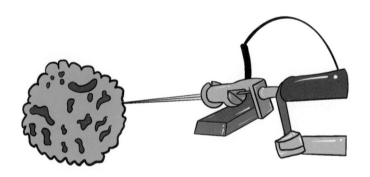

穿刺活检术

五、影像报告中的评估类别

乳腺癌患者的影像报告中会提供医师对患者乳腺病情的评估，常用的是乳腺影像报告与数据系统（BI-RADS）分类。BI-RADS 分类是医师对乳腺的病灶影像学表现的良性或恶性概率的评价，分为 0～6 类。

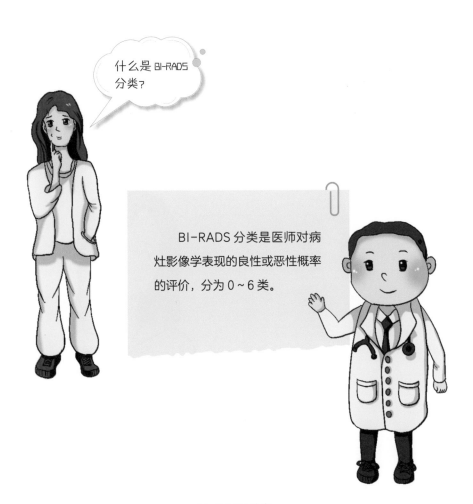

什么是 BI-RADS 分类？

BI-RADS 分类是医师对病灶影像学表现的良性或恶性概率的评价，分为 0～6 类。

BI-RADS 分类

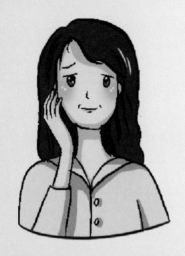

BI-RADS0 类表示评估是不完全的，
需要补充其他影像学检查，进一步评估

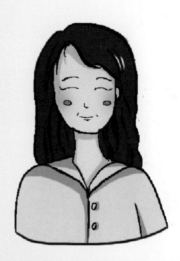

BI-RADS1 类表示检查结果阴性，
无异常发现

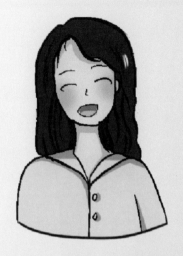

BI-RADS2 类表示乳腺存在良性病变

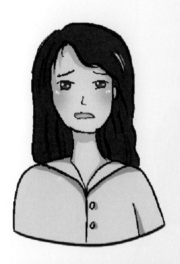

BI-RADS3 类表示乳腺病变有很高
的概率为良性，但也存在低于 2%
恶性的可能性

BI-RADS4 类表示乳腺病变为恶性的可能性为 2%～95%，具体又分为：BI-RADS4a 类恶性的可能性为 2%～10%，建议穿刺活检或切除；BI-RADS4b 类恶性的可能性为 10%～50%，需要手术；BI-RADS4c 类恶性的可能性为 50%～95%，需要手术。

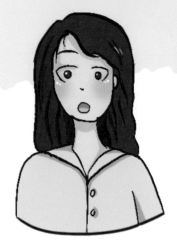

BI-RADS4 类

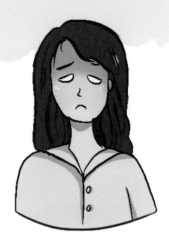

BI-RADS5 类病变的恶性可能性大于 95%，需要手术

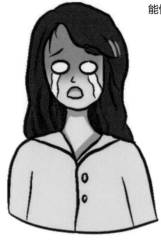

BI-RADS6 类已活检证实为恶性，应采取积极的治疗措施

第二篇

手术与护理

乳腺癌从发现到康复，

一幅一幅绘制的医学漫画，

步步为营地指导。

终究，你还会那么美。

第四章

外科手术治疗

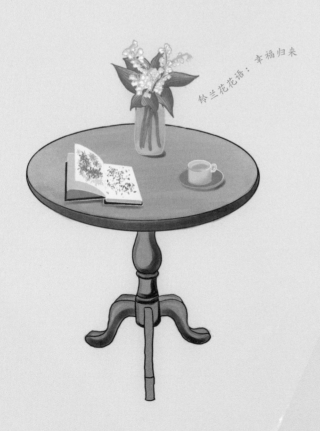

铃兰花花语：幸福归来

有效的治疗能治愈大多数乳腺癌。

一种方法不够，就两种；

两种不够，就三种……

信医生，让生命高品质延续！

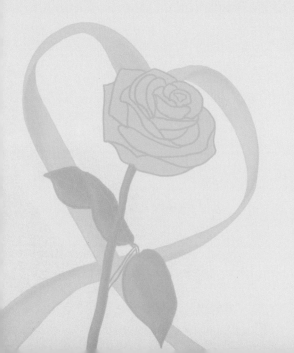

一、以手术为主的乳腺癌治疗

乳腺癌是一个全身性的疾病，目前的治疗方式包括手术治疗、化疗、靶向治疗、内分泌治疗、放疗等。其中手术治疗是早期乳腺癌的主要治疗方式。

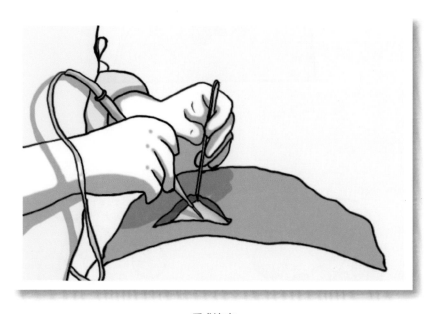

手术治疗

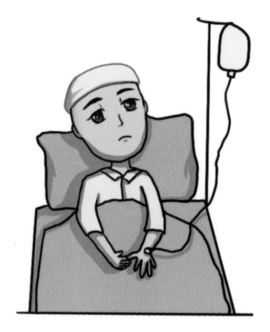

化疗

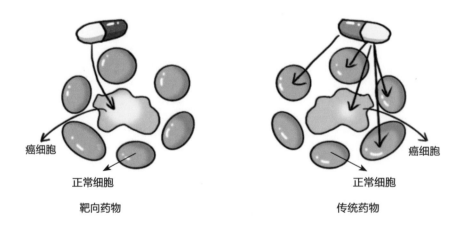

靶向治疗与传统药物治疗的差异

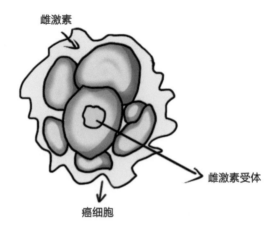

雌激素

雌激素受体

癌细胞

内分泌治疗

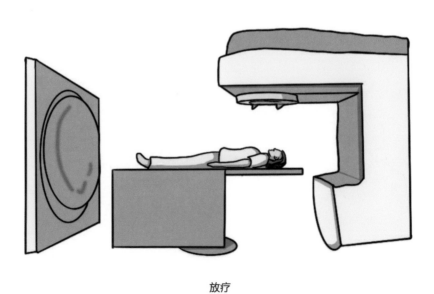

放疗

二、手术治疗范围

乳腺癌的手术治疗涉及范围不仅仅有乳房，还有腋窝。

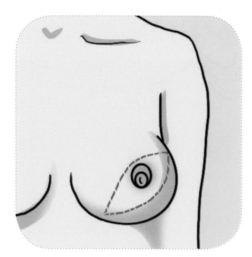

待施行手术的区域

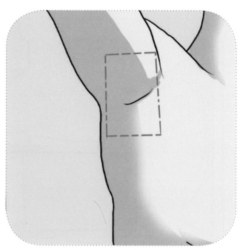

待处理的腋窝淋巴结

三、乳房手术的术式

针对乳房的手术可简单分为保乳手术和全切手术。

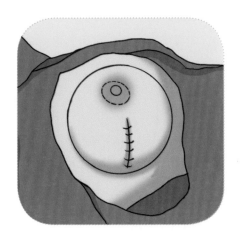

保乳手术

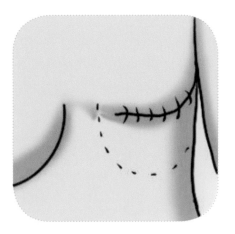

单侧全切除的乳房

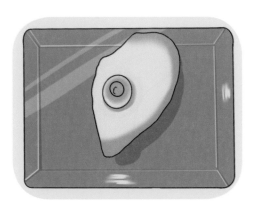

单侧乳房被全切后

四、腋窝淋巴结的处理

　　针对乳腺癌患者，腋窝和乳腺的处理是一样重要的。如果术前的影像学检查或查体发现腋窝有肿大的淋巴结，那么术前就要进行腋窝淋巴结的穿刺活检术，来明确淋巴结的转移状态。如果前哨淋巴结未见转移，那么只需要术中进行腋窝前哨淋巴结活检。如果前哨淋巴结可见转移，需要术后行淋巴结清扫术。

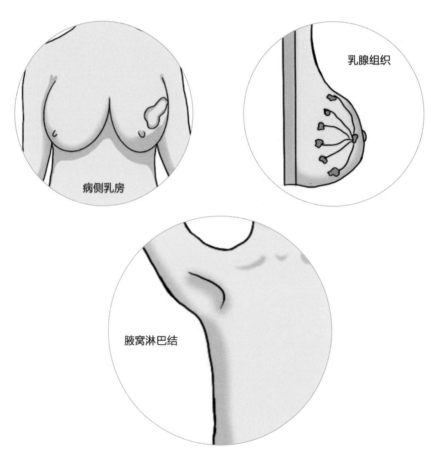

乳腺癌不仅要治疗乳房还要处理腋窝淋巴结

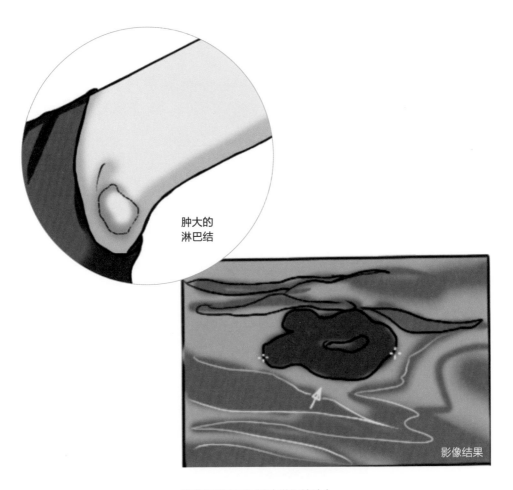

肿大的
淋巴结

影像结果

影像学检查显示腋窝淋巴结肿大

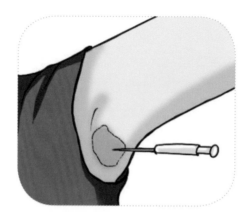

术前腋窝淋巴结穿刺活检术

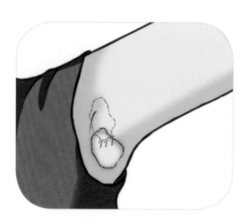

术前活检明确腋窝淋巴结是否转移

五、前哨淋巴结活检

针对术前腋窝淋巴结穿刺未见转移的患者，术中须做前哨淋巴结穿刺活检术。前哨淋巴结是最有可能发生转移的腋窝淋巴结。若淋巴结病理检查结果为阴性，则无须处理腋窝淋巴结；若为阳性，则大多须进行腋窝淋巴结清扫。

（一）　前哨淋巴结标记

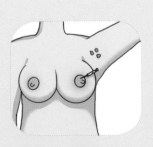

从乳头注入蓝色染料

如何在乳腺癌术中准确找到前哨淋巴结？须术前使用某些方式把前哨淋巴结标记出来。腋窝前哨淋巴结的标记方式主要分为3种：蓝色染料、核素标记以及蓝色染料联合核素（双示踪），其中双示踪的准确度较高。

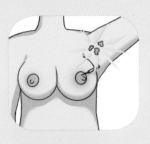

从乳头注入核素标记物

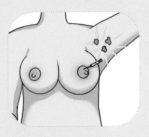

双示踪

(二) 前哨淋巴结活检

　　进行前哨淋巴结活检目的是避免过度地腋窝淋巴结清扫，减少不必要的创伤，降低手术并发症，从而保护上肢功能，降低上肢淋巴水肿的发生率。

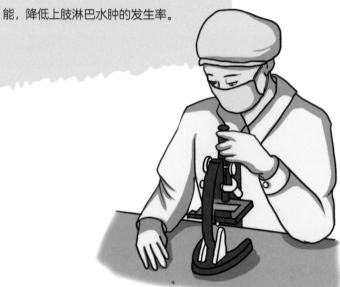

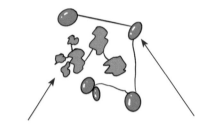

阳性淋巴结　　　　　　　　阴性淋巴结

前哨淋巴结病理检查

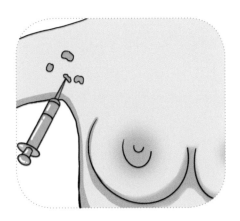

腋窝前哨淋巴结活检

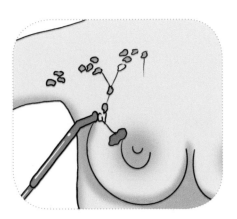

检查结果若为阴性，无须清扫腋窝淋巴结

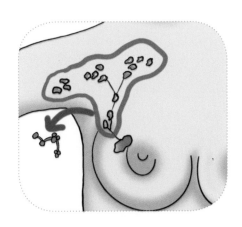

检查结果若为阳性，大多须清扫腋窝淋巴结

六、腋窝淋巴结清扫术

腋窝淋巴结清扫术是将腋窝的淋巴结、淋巴管和脂肪组织完整切除的术式。

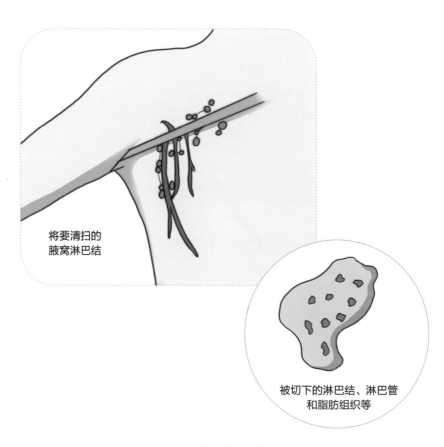

将要清扫的
腋窝淋巴结

被切下的淋巴结、淋巴管
和脂肪组织等

腋窝淋巴结清扫术

（一）　清扫的目的

　　腋窝淋巴结清扫的目的是为了肿瘤根治，也就是彻底切除所有可能出现肿瘤细胞扩散、转移的组织。在完成清扫的基础上，对乳腺癌进一步进行分期，制定下一步治疗方案。

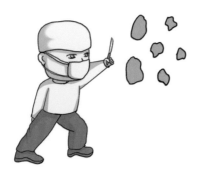

彻底消除所有可能转移的淋巴结

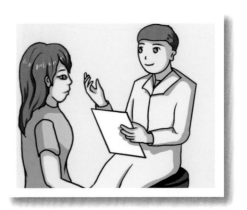

决定乳腺癌的分期，决定下一步治疗

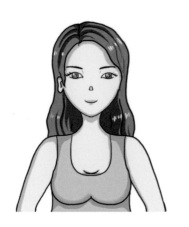

清扫腋窝淋巴结根治肿瘤

并发症

　　腋窝淋巴结清扫术有并发症，主要表现为患侧上肢功能受限，患侧上肢淋巴水肿等。

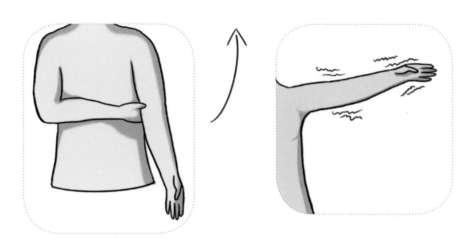

上肢功能受限

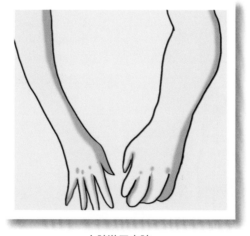

上肢淋巴水肿

第五章

保乳还是全切

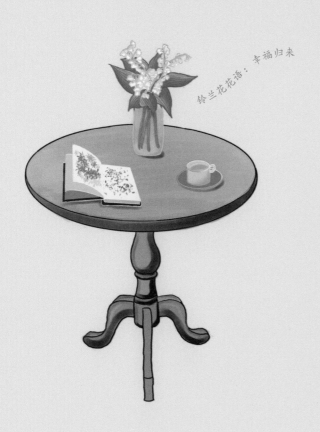

铃兰花花语：幸福归来

手术治疗是乳腺癌主要的治疗方式之一，

是患者混乱而恐惧心理的定心丸。

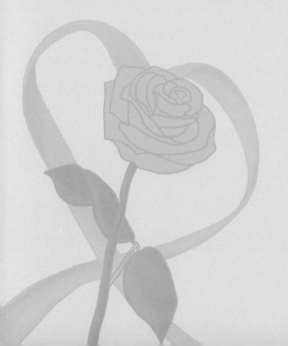

一、保乳手术指征

　　保乳手术顾名思义就是将乳房整体保留下来，仅将肿瘤及其周边少部分正常组织切除的手术。保乳手术最大的优点是可以基本保留乳房大体外形，但并不是所有患者都可以选择保乳手术的。

（一）　肿瘤分级

　　T 代表肿块大小。肿瘤分级为 T1 和部分 T2 的患者，此时肿瘤体积还不太大，大部分可以选择保乳。

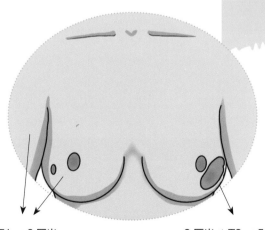

T1 ≤ 2 厘米　　　　　　2 厘米 < T2 ≤ 5 厘米

T1 与 T2

（二） 肿瘤体积

肿瘤与乳房体积比例相当，术后能够保持较好的乳房外形，即肿瘤体积相对于整个乳腺比较小，切除后乳腺的基本外观不会有明显变化。

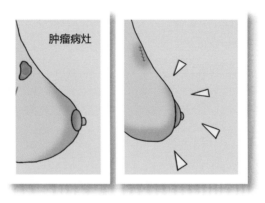

肿瘤病灶

肿瘤体积占比示意

（三） 病灶数量

仅一个或多个病灶局限在一个象限内，这样手术时不会切除过多乳腺组织，术后乳房可以保留较好的外形。

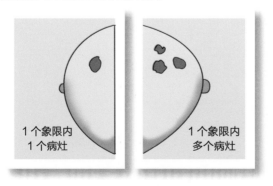

1个象限内
1个病灶

1个象限内
多个病灶

病灶局限在一个象限内

(四) 保乳意愿

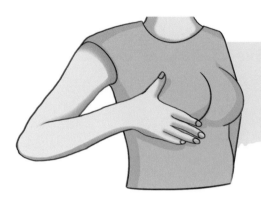

患者对乳房要求较高，保乳意愿强烈。

乳房形态对患者身心的影响

(五) 能否接受放疗

放疗就是用放射线来治疗肿瘤。对于乳腺癌术后的患者，可用放疗来控制亚临床病灶，以期达到根治的效果；同时放疗可以降低局部复发率，降低乳腺癌患者的死亡率。保乳治疗所保留的乳房，一定需要放疗来配合，以降低局部复发率。

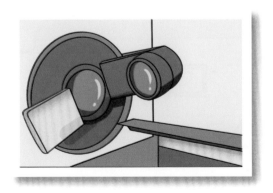

放疗

二、与医生充分沟通

（一） 乳房全切与保乳

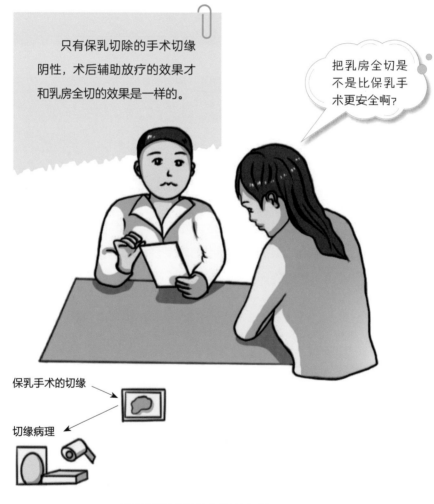

只有保乳切除的手术切缘阴性，术后辅助放疗的效果才和乳房全切的效果是一样的。

把乳房全切是不是比保乳手术更安全啊？

保乳手术的切缘

切缘病理

乳房全切和保乳治疗的效果对比

(二)　保乳术后凹陷、不对称

针对这种情况，一般会采用保乳整形的方法在术中给予纠正，对于切除范围较大，调整后还存在凹陷的患者乳房，可待乳腺癌治疗结束后，采用脂肪移植的方式加以纠正。

保乳术后如果出现局部凹陷、不对称，怎么办？

保乳术术中纠正凹陷与不对称

脂肪移植

移植的脂肪坏死后会对后续乳腺癌的复发诊断带来干扰，这是目前对保乳手术中进行脂肪移植争议比较多的方面，但目前并没有明确的证据表明脂肪移植会导致肿瘤患者安全性问题。

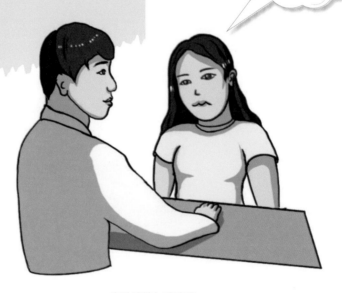

脂肪移植与乳腺癌

（四）　乳房假体

　　选类似自己乳房的假体进行重建乳房，已被千万乳腺癌患者接受。假体并不会影响乳腺癌的治疗，也不会增加乳腺癌的复发风险。

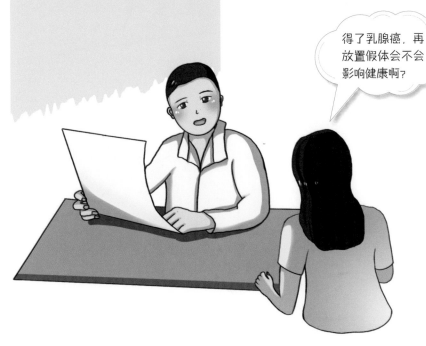

得了乳腺癌，再放置假体会不会影响健康啊？

乳房假体与乳腺癌

乳房假体重建有两种方式：一步法和两步法。

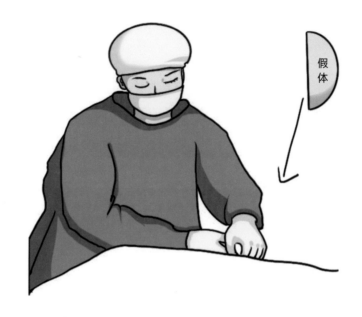

假体

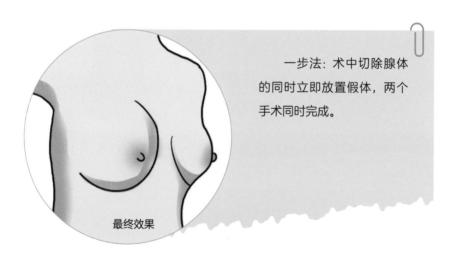

一步法：术中切除腺体的同时立即放置假体，两个手术同时完成。

最终效果

一步法

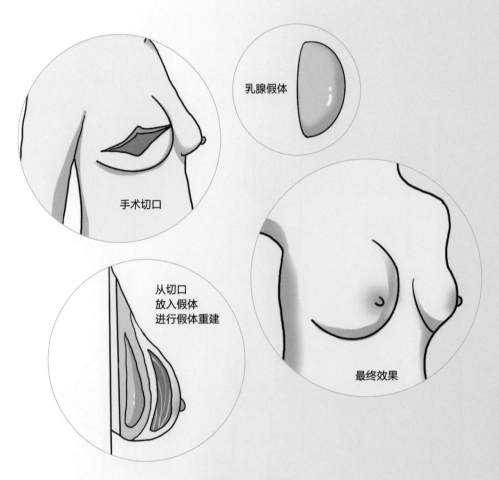

乳腺假体

手术切口

从切口
放入假体
进行假体重建

最终效果

假体重建一步法详解

　　两步法：切除假体的同时放置组织扩张器，然后术中和术后定期对扩张器里注射生理盐水，皮肤扩张满意后并且乳腺癌的后续治疗完成后，进行组织扩张取出后放置永久性假体。

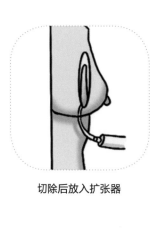

切除后放入扩张器

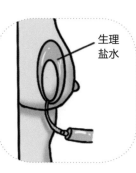

生理盐水

扩张器注入生理盐水

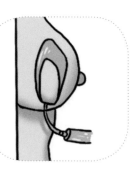

扩张到理想容积

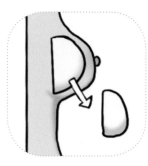

取出扩张器

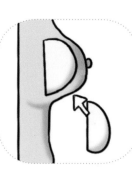

植入假体

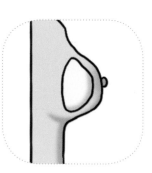

手术成功

两步法

(五)　自体乳房重建

对于没能保乳，做了乳房全切的患者可以选择假体乳房重建和自体乳房重建。假体乳房重建就是选择类似于乳房的假体隆乳。而自体乳房重建可以主要选用自己背部和腹部的皮瓣来进行重建。

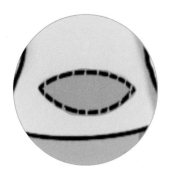

腹部皮瓣

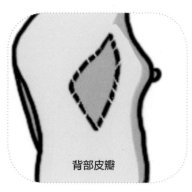

背部皮瓣

自体乳房重建

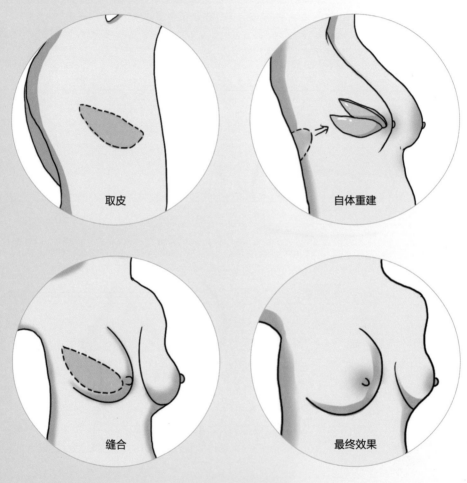

取皮

自体重建

缝合

最终效果

自体重建一步法详解

(六) 假体重建与自体乳房重建的对比

假体重建与自体乳房重建各有适应证，乳腺癌患者可在医生指导下，结合自己的情况，选择适合自己的乳房重建方式。

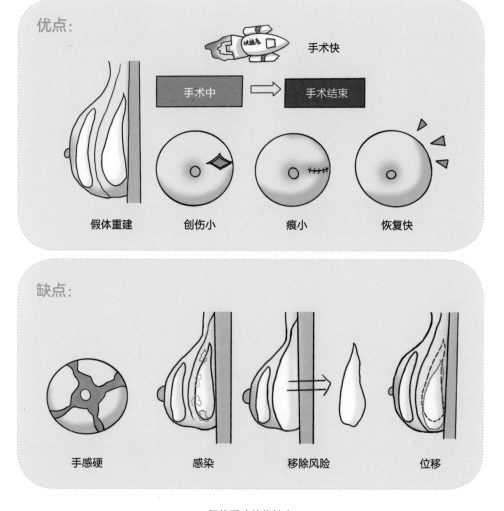

假体重建的优缺点

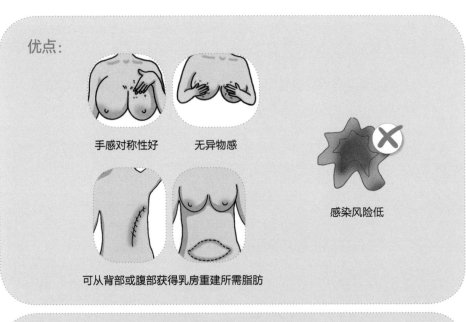

优点：

手感对称性好　　无异物感

感染风险低

可从背部或腹部获得乳房重建所需脂肪

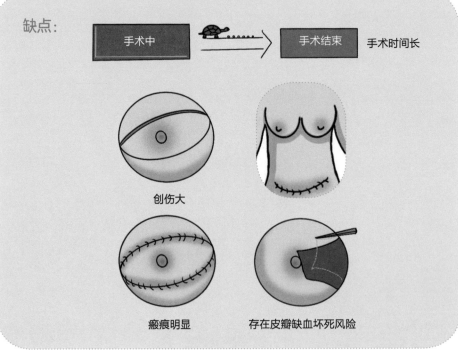

缺点：

手术中 → 手术结束　手术时间长

创伤大

瘢痕明显　　存在皮瓣缺血坏死风险

自体乳房重建的优缺点

手术准备

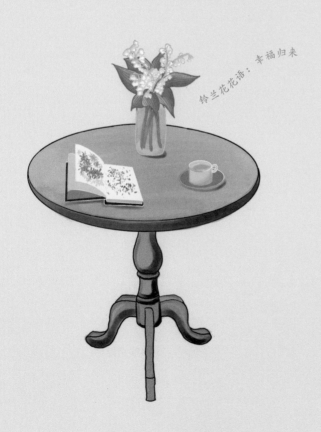

铃兰花花语：幸福归来

乳腺癌并不必然致命，

治疗上重视它，

心理上不要过分恐惧。

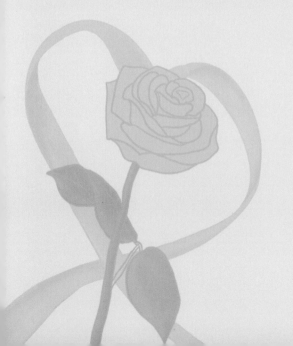

一、入院后准备

(一) 身心调整

对于已经住院准备手术的患者，术前需要做好充分的心理和身体上的保障工作，这样才能更好地完成手术。

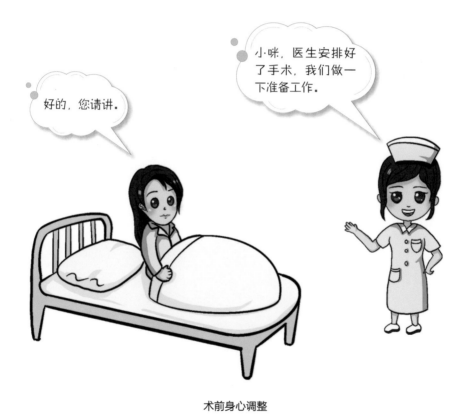

术前身心调整

(二) 手术备皮

　　备皮是指在手术的相应部位剃除毛发并进行体表清洁的手术准备。备皮的目的是在不损伤皮肤完整性的前提下减少皮肤细菌数量，降低手术后切口感染率。乳腺癌手术备皮范围：上至锁骨上部，下至脐水平，患侧至腋后线，健侧至乳头，包括患侧上臂三分之一和腋窝。

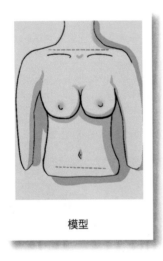

模型

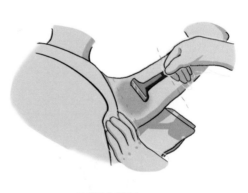

备皮操作演示

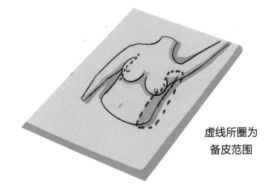

虚线所圈为
备皮范围

手术备皮

二、术前一天的准备

(一) 手术标记

　　术前会为患者画手术标识，即手术标记，以防止手术时出现左右方向判断的差错。手术标记一般标为"L"或"R"。手术标记画好后，患者洗澡时勿用力擦拭，以免标记模糊。

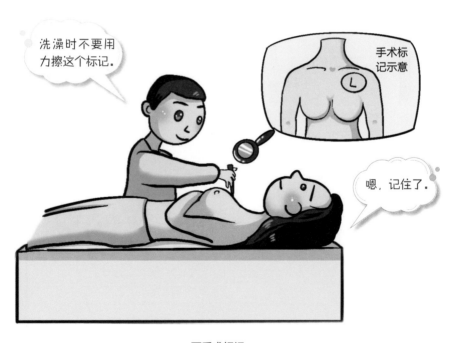

画手术标识

（二）沐浴

　　术前一天应洗澡、洗头。沐浴可保持皮肤清洁，减少术后感染的发生。由于术后将会有比较长的一段时间无法洗澡、洗头，所以术前沐浴是有必要的。

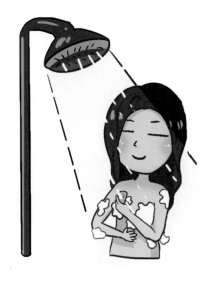

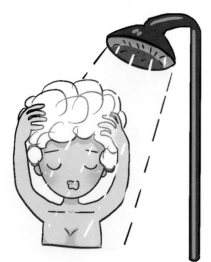

沐浴

(三) 禁食、禁水

全麻手术患者术前一天22：00后须禁食、禁水。禁食、禁水的目的主要有两个：第一，预防术中呕吐物引起呼吸道堵塞而影响手术；第二，预防术后吸入性肺炎或窒息。其中，手术后由于麻醉、手术的刺激，药物的反应，很多患者会出现术后呕吐，往往这类手术患者，尤其是进行全麻的患者，术后神志不太清楚，这时呕吐物吸入气管可引起吸入性肺炎或窒息，甚至影响生命。因此，一般建议手术前10小时要禁食，手术前6小时应禁水。

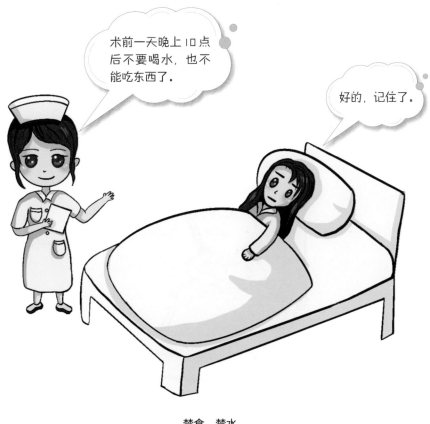

禁食、禁水

(四) 改善睡眠

由于担心第二天的手术，很多患者在术前一天都会因为紧张、担心、焦虑、害怕而无法入睡，休息不好会对患者的状态造成影响，进而影响手术，所以患者如无法入睡，可请求医生的帮助，开一些镇静催眠药辅助睡眠。

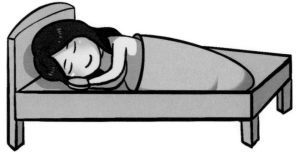

睡眠质量可影响体能

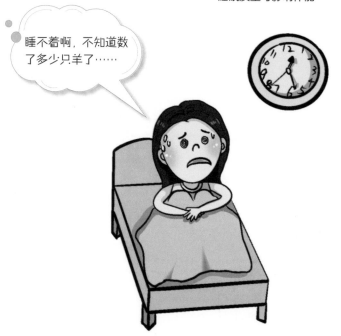

睡不着啊，不知道数了多少只羊了……

失眠可寻求医生帮助

三、手术当天注意事项

（一）　判断是否要延期手术

术前还需询问患者有无发热、感冒、月经来潮等情况，如发生这些情况，则须推迟手术。

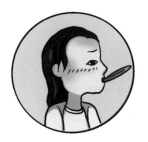
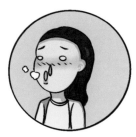
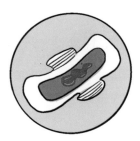

有无发热　　　　　　　是否感冒　　　　　　会否月经来潮

（二）　病房等待通知

手术室会根据当天的手术情况安排手术顺序，患者不要离开病房，请耐心等待手术室来接患者的通知。

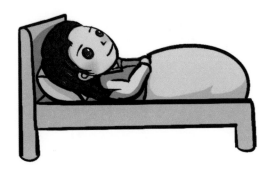

手术当天在病房等待手术室通知

（三） 其他注意事项

　　勿携带金属制品（包括首饰）；可以取下的假牙要取下；勿化妆、不涂指甲油；不穿内衣、内裤；头发扎两辫于两旁；病号服反穿。

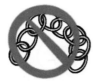

不戴金属制品

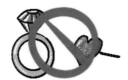

不戴首饰

不戴假牙

勿化妆

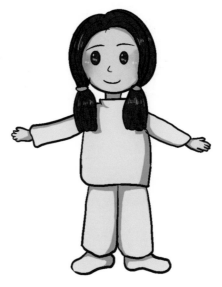

扎双马尾，病号服反穿

勿涂指甲油

不穿内衣、内裤

其他注意事项

（四）　患者交接

　　准备就绪后，手术室护士推转运车到病房同病房护士交接患者，手术室护士使用转运车推送患者到手术室准备手术。

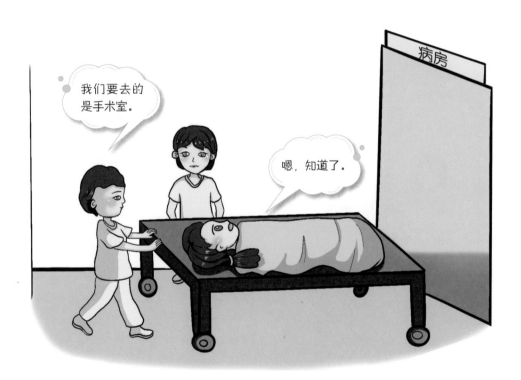

手术室护士从病房接患者

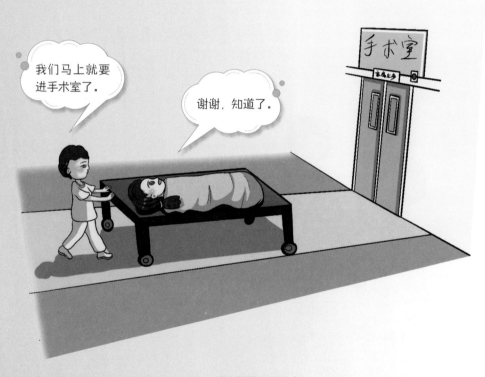

患者被推入手术室

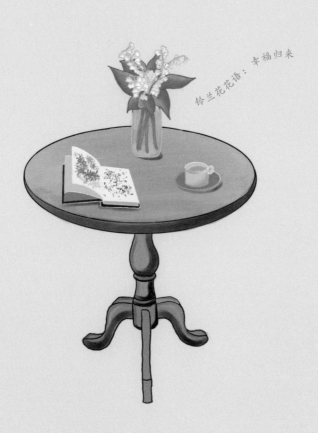

第七章

特别提醒

铃兰花花语：幸福归来

绝大多数乳腺癌患者术后恢复很好，

你也能，术后几天请务必咬牙渡过难关！

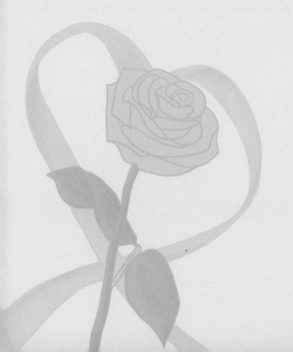

一、准备病房床位

患者术后将会由手术室返回病房。在此之前，护士会为患者准备病房的床位。

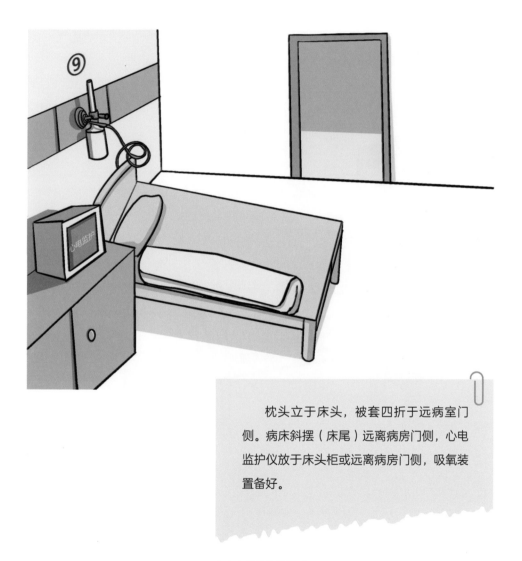

枕头立于床头，被套四折于远病室门侧。病床斜摆（床尾）远离病房门侧，心电监护仪放于床头柜或远离病房门侧，吸氧装置备好。

病房床位准备的要求

二、返回病房

(一) 麻醉师评估可否返回病房

患者术后，若麻醉师评估患者"醒得比较好"，意味着患者基本生命体征平稳了，即可被送回病房。

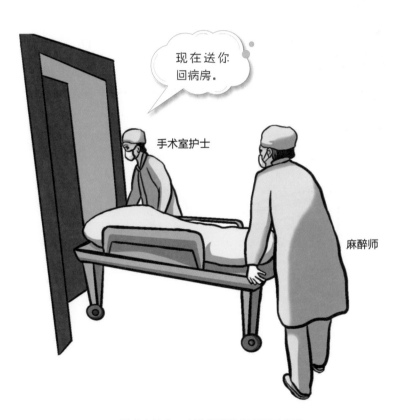

手术室护士、麻醉师推送患者返回病房

(二) 移床

　　患者回到病房后，需要从手术室的床上移动到病房的床上，此时需要手术室护士、麻醉师、病房护士及家属共同搬运患者转移到病床。搬运过程中，需要保持患者尽可能平直地移动，且搬运人员抬起和放下患者时尽量轻柔缓慢。

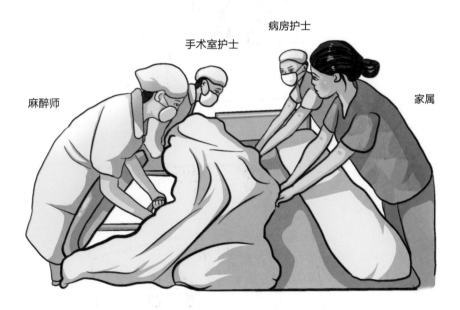

病房护士

手术室护士

麻醉师

家属

多人齐力为患者换床

（三） 辅助设施确认

患者移动到病房的床位后，护士为患者接上吸氧管、心电监护仪等，监测患者的术后生命体征。

现在给你接通的是氧气管。

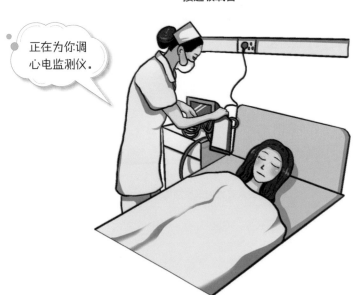

接通吸氧管

正在为你调心电监测仪。

心电监护仪就位

三、术后注意事项

(一)　睡姿

患者去枕平卧位，每两小时翻身，侧卧时取健侧卧位。

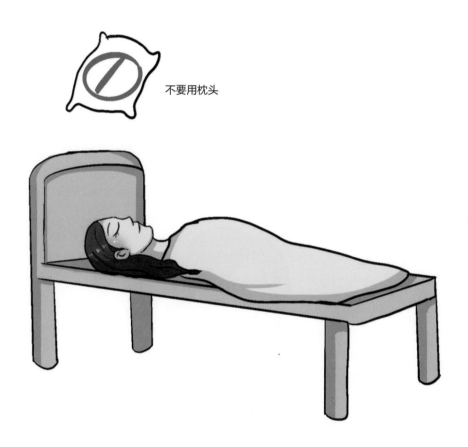

不要用枕头

睡姿说明

（二） 麻醉药引起的不良反应

因麻醉药的不良作用，患者可能会出现头晕、恶心、呕吐等现象。

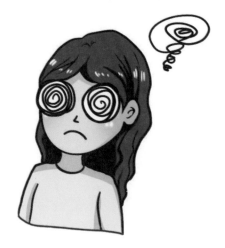

头晕

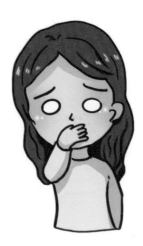

恶心

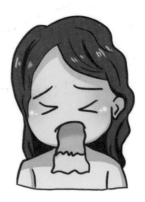

呕吐

（三）睡姿时呕吐的应对

　　患者发生呕吐时需将头偏向一侧，以免将呕吐物误吸入气管，造成窒息、吸入性肺炎等。

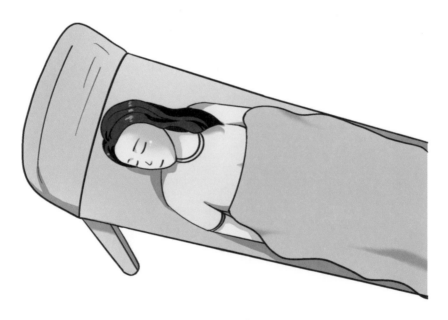

发生呕吐时要将头偏向一侧

（四） 禁食、禁水

术后 6 小时内不能进食、进水。6 小时后，护士会根据医嘱指导患者饮食。

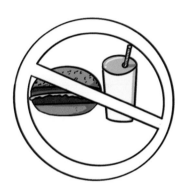

禁食、禁水

（五） 涂抹润唇膏

在术后不能进食、进水的 6 小时内，如果口干舌燥，可以涂抹润唇膏缓解嘴唇干燥，坚持到术后 6 小时后再饮水。

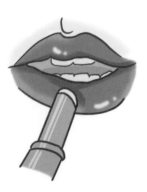

涂抹润唇膏缓解口渴

（六） 可饮水后慢慢来

术后 6 小时，可以饮水了，但要慢慢来。应用清水漱口或小口慢咽饮用水。

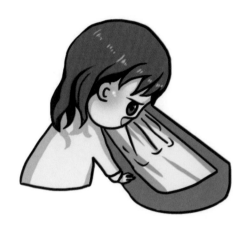

用清水漱口

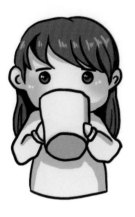

小口慢咽饮用水

（七） 术后不适

患者术后可能会出现咽部疼痛、咳嗽、咳痰等不适，这是因术中插管可能会导致患者咽喉部黏膜损伤，此情况于术后几日可好转，如痰多不易咳出，可使用雾化吸入、机械辅助咳痰等方式处理。

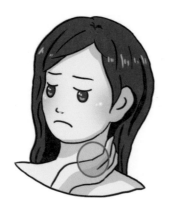

咽部疼痛

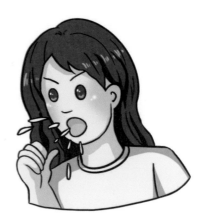

间断性咳嗽

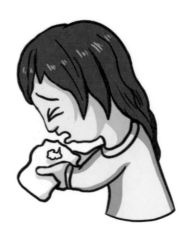

不时有痰

第八章

术后护理

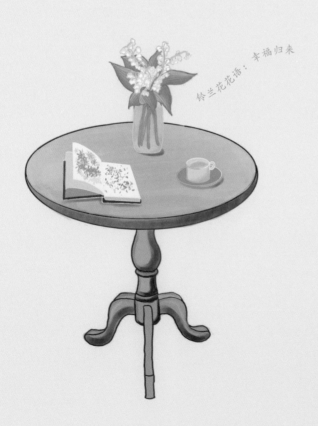

铃兰花花语：幸福归来

手术成功是万里关山第一步，

术后的护理与康复是第二步、

第三步……

也请你走稳。

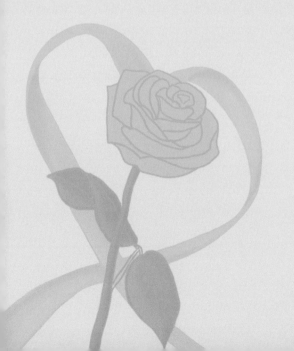

一、使用胸腹带

患者手术后伤口需要辅料覆盖并使用胸腹带加压包扎以减少出血、降低术后引流量。检查胸腹带和术区敷料，如有渗血、渗液请及时告知医生，胸腹带在不影响呼吸的情况下需压紧术区伤口，不可随意调节，如感不适，请告知医生。

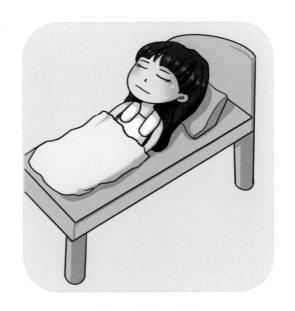

使用胸腹带加压包扎

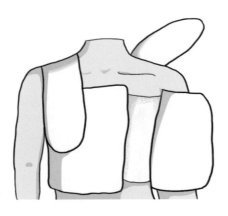

胸腹带不可随意调节

二、心电监护仪监测

患者术后需要用心电监护仪监测生命体征，应特别关注心率、脉搏、血压和血氧。如有异常，心电监护仪会报警提示，此时陪护人员应及时告知管床护士和主管医生，进一步判断是否需要处理。

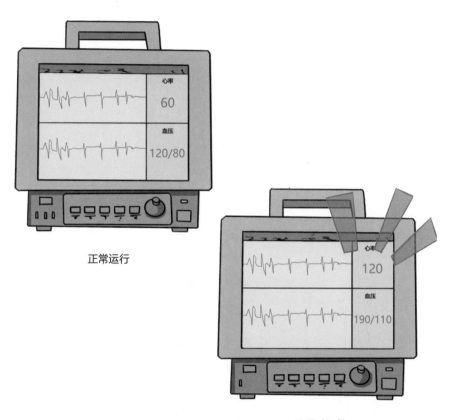

正常运行

异常时报警

心电监护仪监测生命体征

三、放置引流装置

（一）放置目的

对于需要进行乳房全切以及腋窝淋巴结清扫手术等治疗的乳腺癌患者，术后需要被放置引流装置，通常是内侧的胸壁引流管和外侧的腋窝引流管。放置引流装置的目的是为了尽可能多地排出残留腔内的血液或脓液，避免出现皮瓣游离，从而促进愈合以及防止水肿和感染等。

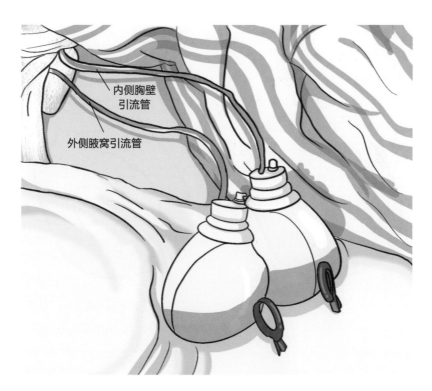

内侧胸壁引流管和外侧腋窝引流管

(二) 引流液异常情况的识别

正常引流液的颜色为暗红、淡红、淡黄；异常引流液的颜色为鲜红。当每小时引流液容量大于 100 毫升时或每 24 小时引流液容量大于 400 毫升时，为异常。异常引流液外观浑浊，有异味。

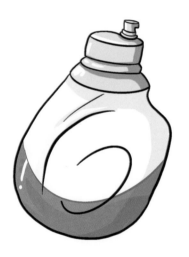 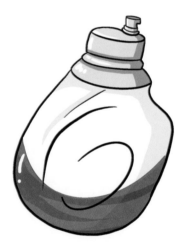

正常引流液　　　　　　　　　异常引流液

正常引流液与异常引流液

(三)　不同体位下引流管的放置要求

携带引流管会给患者带来生活上的不便捷，但术后必须掌握引流管的放置位置和防止引流管脱出十分重要。首要原则就是引流瓶的水平面要低于伤口的水平面，防止管腔中的引流液逆流回伤口中，造成逆行性感染。

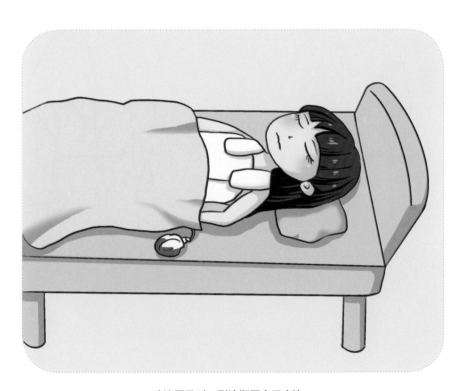

建议平卧时，引流瓶固定于床边

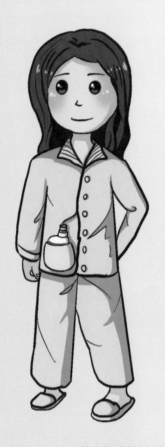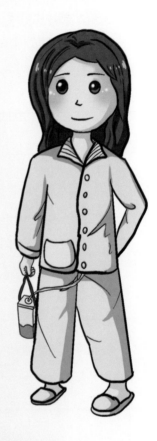

站立位时建议引流瓶放置在上衣口袋或者手提袋中，
可以防止脱垂，但引流瓶的水平高度均要低于伤口

（四）引流管的固定

　　术中引流管系统会使用缝线固定在皮肤上，术后还需要用胶布固定妥善，注意不要折叠、扭曲、压迫引流管。目的就是为了保证引流管通畅，防止引流管脱出。如果患者术后在病房功能锻炼时出现引流管脱落，应做如下处理：若整条引流脱落，不要将管道送回；若一半引流管脱落，需反折身上的引流管末端，并及时请求医生帮助。

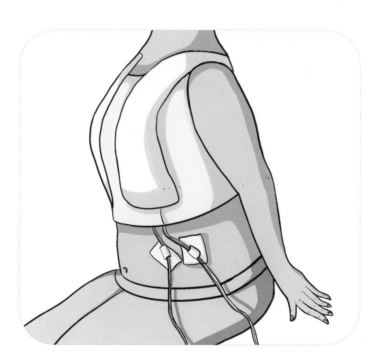

引流管固定方法

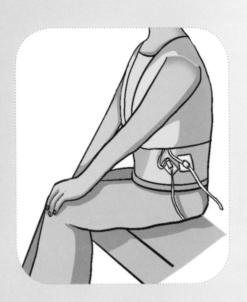

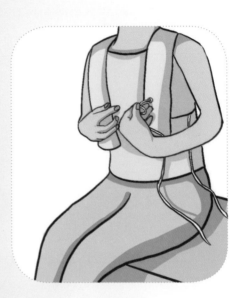

引流管半脱落   引流管脱落

引流管半脱落或脱落的情形

四、防压疮

由于患者手术过程中保持平躺姿势很长时间，导致骶骨尾部长时间受压，术后骶骨尾部很容易出现压疮。所以，乳腺癌患者术后预防压疮十分必要，对其的护理应做到"7 勤"：勤翻身、勤擦洗、勤按摩、勤换洗、勤整理、勤检查及勤交代。

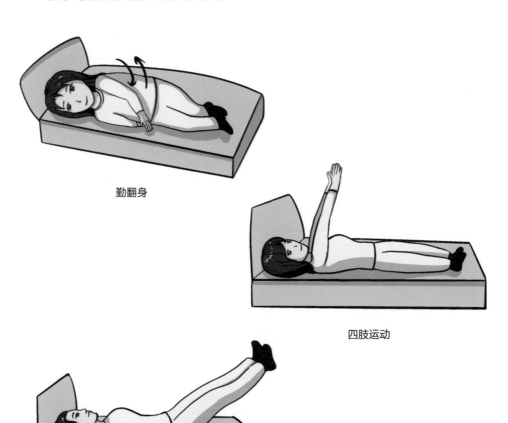

勤翻身

四肢运动

抬腿运动

五、防血栓，防肺栓塞

围手术期间的静脉血栓导致的肺栓塞是一种危及生命的严重并发症。术后患者可在床上多活动四肢以预防血栓。

（一） 踝泵运动

踝泵运动是指通过下肢肌肉收缩带动踝关节运动，从而使下肢肌肉起到像泵一样的作用，促进下肢血液和淋巴循环，进而促进下肢血液回流至心脏，预防下肢血栓形成，同时也有助于预防肌肉萎缩和踝关节僵硬。

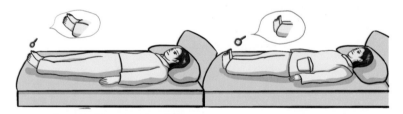

1. 以踝关节为中心，做 360 度绕环　　3. 踝关节向近端最大限度背屈

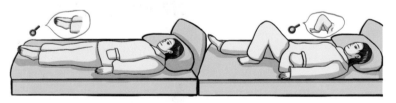

2. 踝关节向最远端最大限度伸直　　4. 左膝关节弯曲

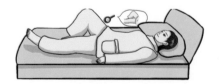

5. 右膝关节弯曲

踝泵运动

（二） 被动运动

患者术后未完全恢复时，可由护士指导家属帮助患者被动活动四肢，防止血栓。

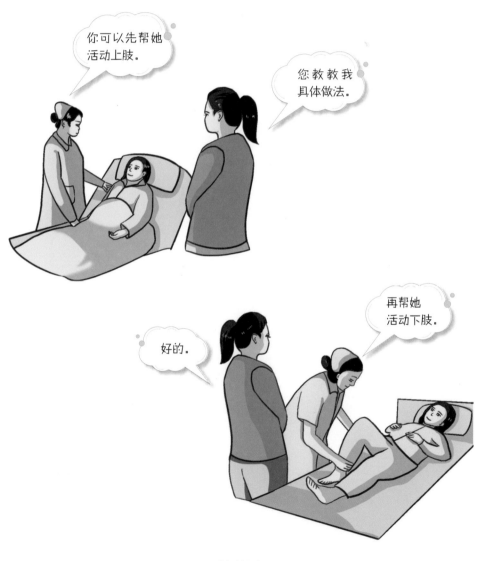

被动运动

六、下床活动

术后尽早下地可以尽早康复，符合现代加速康复外科要求。患者术后第一次下床时必须在家属、陪护或护士的帮助下，要防止摔倒。

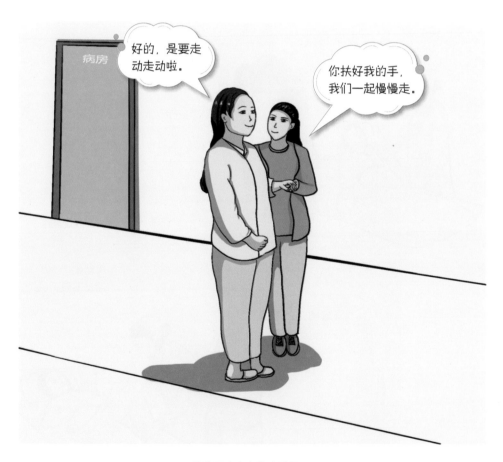

首次下床应在他人陪同下

七、穿脱衣

患者手术侧由于疼痛无法做上举等动作，穿脱衣时可遵循穿衣时先穿患侧肢，脱衣时先脱健侧肢。

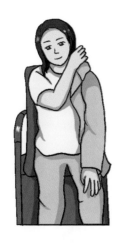
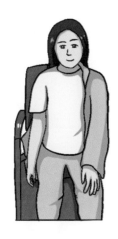
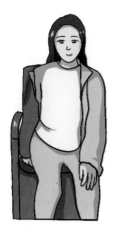
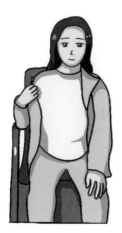

患侧肢穿衣指导

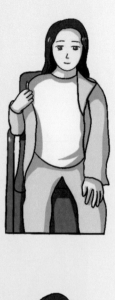
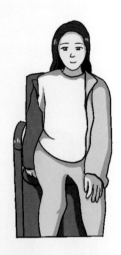
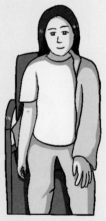
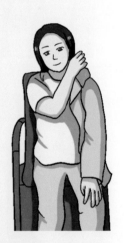

健侧肢脱衣指导

第九章

出院啦

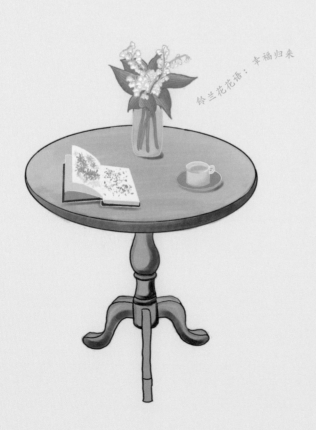

铃兰花花语：幸福归来

出院啦！出院啦！出院啦！

一切都会好起来的。

一、出院前准备

主治医师评估患者具有出院指征时，患者就可以回家进一步进行恢复了，出院前护士会给患者做一些注意事项提醒。

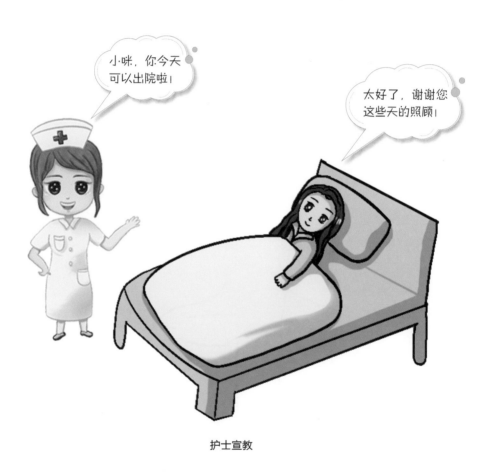

护士宣教

（一） 出院小结

患者出院时会有医生准备的一张出院小结，小结上包括住院期间治疗的简要过程、出院后的换药时间、后续治疗等等注意事项，患者需要仔细研读。

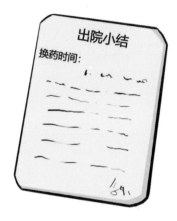

出院小结

（二） 出院前换药

出院前，医生一般会给患者换一次药，所以患者的伤口敷料正常情况下都是干燥的、清洁的。

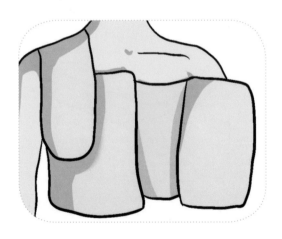

伤口敷料应保持干燥、清洁

二、出院后换药

一般出院后患者正常情况下需要每 3 天换 1 次药，换药的主要目的是查看伤口的恢复情况以及局部清洁消毒。如果在换药的过程中发现患者的敷料有渗液、渗血以及伤口处红肿等感染征象，需要联系主治医师及时处理。

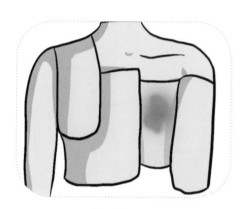

处理敷料渗液

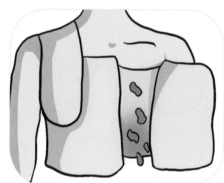

处理敷料渗血

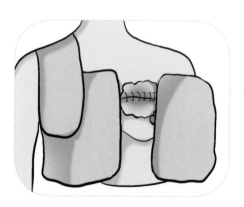

处理伤口红肿

三、生活禁忌

对于腋窝淋巴结清扫术后患者，要保护患肢，勿提重物，勿行有创治疗操作，避免过冷过热刺激等。

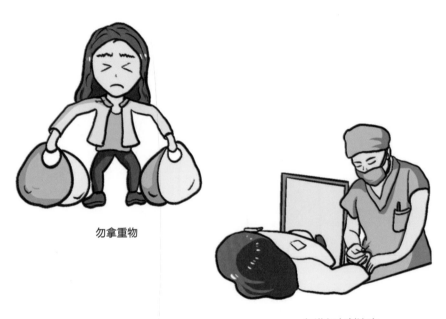

勿拿重物

勿进行有创治疗

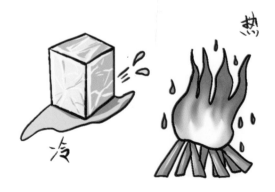

避免处于过冷、过热环境

四、家务建议

出院后患侧上肢功能完全恢复后可以适度做日常生活活动,例如扫地、做饭等,以不疲劳、不感觉累为宜,同时在家也须每日做肢体的功能锻炼。

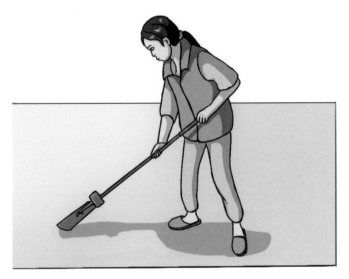

拖地

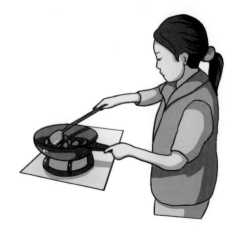

做饭

五、适当运动

对于体育运动爱好者，完全恢复后可适度参加些体育运动，如游泳、爬山等，强度适宜即可，谨防出现患侧上肢水肿。

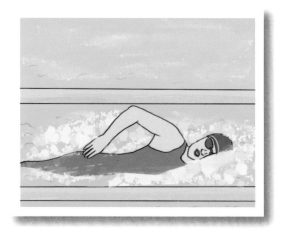

游泳

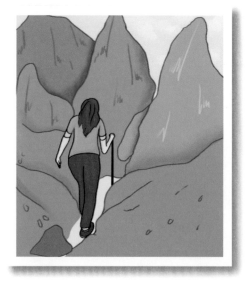

爬山

六、乘飞机注意事项

特别提醒：对于需乘坐飞机的乳腺癌术后患者，最好穿弹力袖套，以预防水肿。

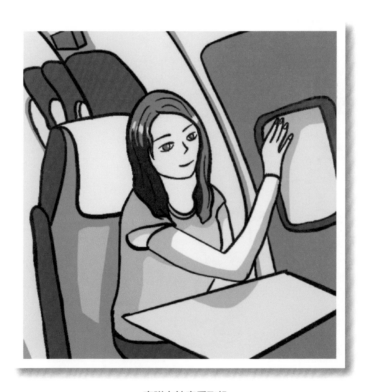

穿弹力袖套乘飞机

七、饮食宜忌

饮食注意营养均衡，多食用新鲜水果蔬菜、奶类、大豆或豆制品，多摄入富含蛋白质食物。忌烟酒、辛辣刺激食物，同时不建议经常食用高糖、高脂以及雪蛤、燕窝、蜂王浆等营养品。

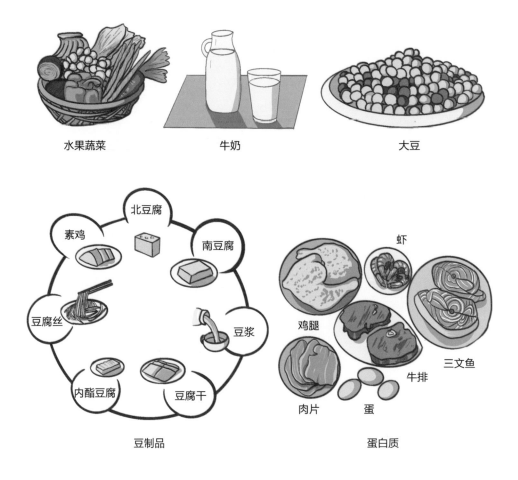

水果蔬菜　　　　　　　牛奶　　　　　　　大豆

北豆腐
素鸡
南豆腐
豆腐丝
豆浆
内酯豆腐
豆腐干

豆制品

虾
鸡腿
三文鱼
牛排
肉片　蛋

蛋白质

多摄入水果蔬菜及富含蛋白质食物

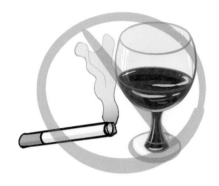

烟酒

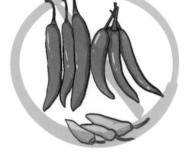

辛辣食物

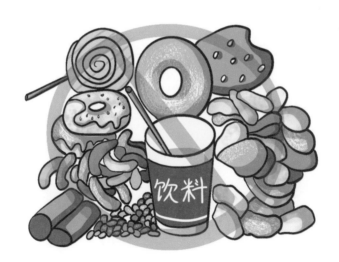

高热量食物

不建议经常食用的饮食

八、义乳佩戴方式

手术导致的乳房缺损，对患者作为女性的自我感觉和自尊心有巨大的影响，会导致患者产生紧张、恐惧、抑郁、焦虑、悲观、绝望的心理，会降低患者自我形象水平，导致其社会交往减少，由于缺乏身体的平衡感及安全感，生活质量受到严重影响，同时在相当长的一段时间内会严重影响患者的性生活。对于不能或不愿意接受乳房重建手术的乳腺癌患者来说，义乳是较为理想的选择，佩戴义乳可以弥补身体缺陷，增加患者自信心、提高生活质量。

对于单侧乳腺全切的患者，由于双侧的重量不一致可能会导致脊柱侧弯等。所以建议术后可佩戴相同重量的义乳。

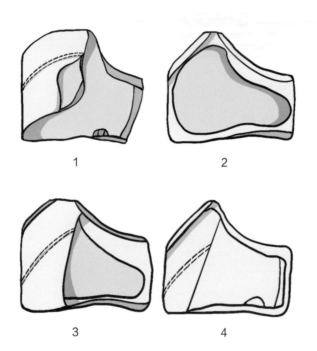

1. 打开插袋
2. 放入义乳
3. 调整位置
4. 予以佩戴

义乳佩戴步骤

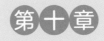

第十章

术肢功能锻炼

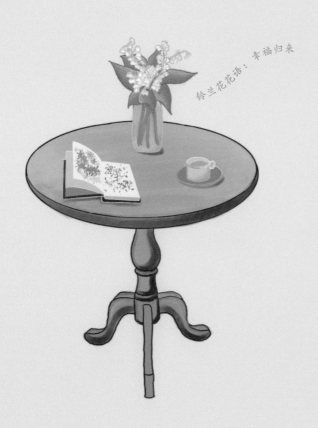

铃兰花花语：幸福归来

乳腺癌术后康复锻炼应越早越好，

要主动锻炼，注意循序渐进，

只有坚持不懈才能达到预期的目标。

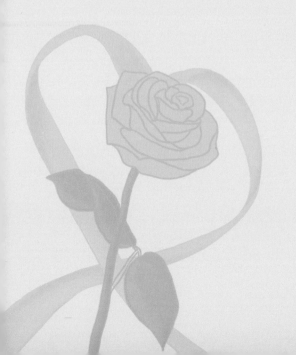

一、术后锻炼的原则

（一） 锻炼的原则

乳腺癌患者术后肢体功能锻炼，应遵循以下原则：越早越好、主动锻炼、循序渐进以及坚持不懈。

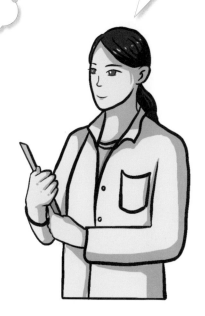

小咪，你的术区已恢复到可以肩部锻炼了，我们一起学点锻炼动作吧！

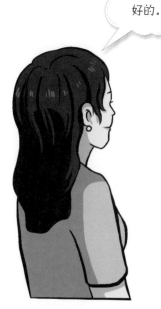

好的。

锻炼请在医生指导下进行

（二）　锻炼的内容

术后 1~2 个月：主要为手臂和肩关节的锻炼，如松肩运动、抬肩运动、钟摆运动，目的是松解肩关节，防止粘连。

术后 2~3 个月：强化肩关节的运动，如爬墙、抱头扩胸运动等，目的是预防瘢痕组织的收缩。

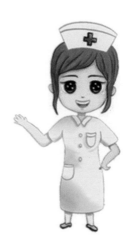

二、术后 1~2 个月的锻炼

（一）　深呼吸

　　以胸式呼吸、腹式呼吸联合进行的方式进行深呼吸锻炼。全身放松，用鼻子慢慢深吸气，让胸部、腹部一起扩张，接着慢慢地从嘴里吐气。

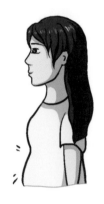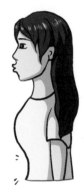

用鼻子慢慢深吸气　　　　用嘴慢慢吐气

（二）　握拳运动

　　手握一个橡胶球，尽可能用力挤压 5 秒钟，然后放松，五指尽量伸直。

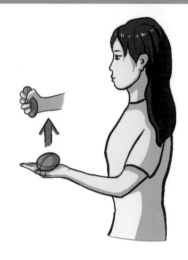

握拳运动

(三)　手腕运动

上下活动手腕，配合内外旋转运动。

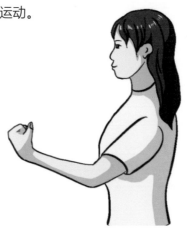

于腕运动

(四)　屈肘、握拳运动

前臂及手掌先伸直，
弯曲前臂的同时做握拳运
动，保持 5 秒。

屈肘、握拳运动

(五) 肘部运动

上臂夹紧两侧，肘部以腰为支点，抬高至对侧胸前，触摸同侧肩部。

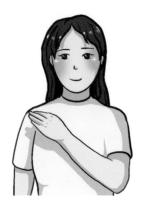

肘部运动

(六) 肩部运动

肩部运动主要有松肩运动和抬肩运动。

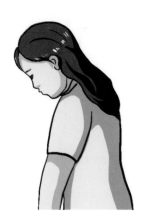
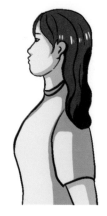

松肩运动

松肩运动的做法是往前、往后活动肩部。

131

抬肩运动的要领是健侧握患侧手腕至腹部，抬高至胸前平屈，尽力前伸，直到感觉轻微的伸展，保持 1～2 秒，然后慢慢回到起始位置。

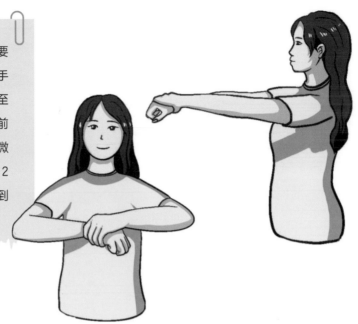

抬肩运动

(七)　钟摆运动

手臂垂在身前或身体两侧，慢慢地在地板上画出想象的圆圈和线条。从一个小圆圈开始，然后逐渐增大圆圈的大小。

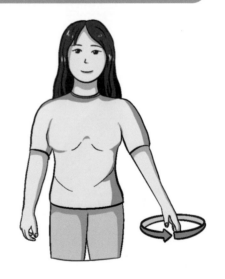

钟摆运动

三、术后 2~3 个月的锻炼

（一）　爬墙运动

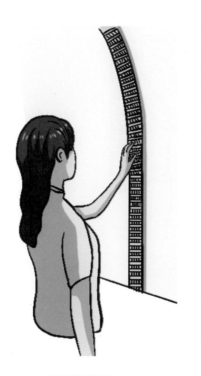

正面爬墙运动

站立，身体正对着墙面，将患侧手臂伸直，手指轻轻接触到墙面，手指慢慢地向上移动，移动过程中保持肘部伸直，直到移动受限但不疼痛时停下，保持当前姿势 5~30 秒，然后恢复至起始位置。

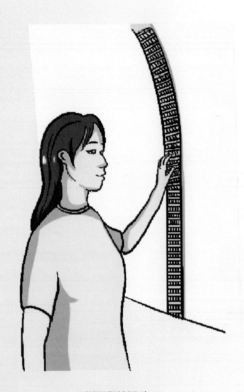

侧面爬墙运动

　　站立，身体侧对着墙面，将患侧手臂伸直，手指轻轻接触到墙面，手指慢慢向上移动，移动过程中保持肘部伸直，直到移动受限但不疼痛时停下，保持当前的姿势 5 ~ 30 秒，然后恢复至起始位置。

（二）　抱头、扩胸运动

仰卧，肘部指向天花板，然后把肘部分开，放在床面上，保持 5 秒钟。如果感觉疼痛，可以减少肘部张开的范围，或者每次锻炼一只手臂。

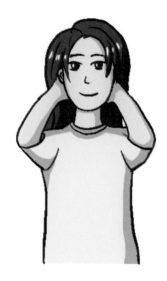

抱头

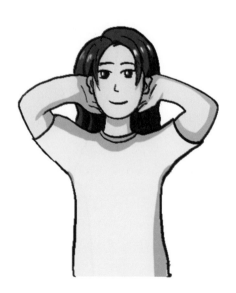

扩胸

抱头、扩胸运动

（三）　滑轮运动

　　将锻炼器安置在门顶、墙壁挂钩等位置，可站立也可坐在椅子上，放松手臂。双手握住握力环，非患侧手臂主动用力，缓慢将患侧手臂拉起。当有一定的牵拉感，但没有剧烈疼痛时，深呼吸几次，然后慢慢移动至起始位置。循环往复做此动作。

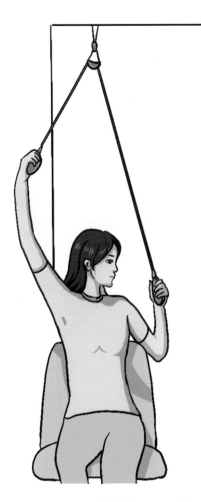

滑轮运动

第三篇

病理与化疗

乳腺癌从发现到康复，

一幅一幅绘制的医学漫画，

步步为营地指导。

终究，你还会那么美。

第十一章

病理与分期

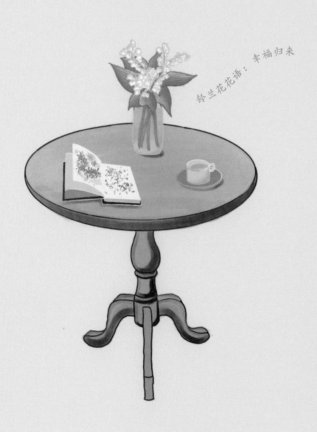

铃兰花花语：幸福归来

一般术后7个工作日才能看到病理检查报告，

精准诊断是制定治疗策略依据，

在乳腺癌有慢性病之称的当下，

被有效施治与护理的你，

大概率能恢复愉快而充实的生活。

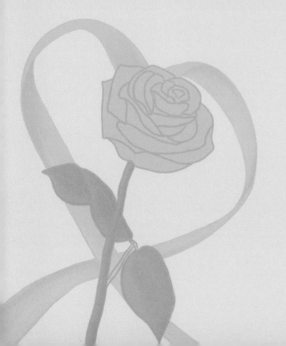

一、病理报告的意义

乳腺癌术后还需根据病理结果来决定后续治疗策略和判断预后。

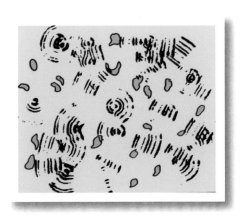

切除的乳腺组织需进行病理检查

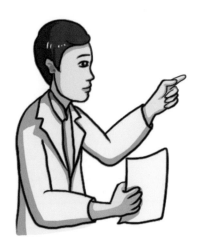

依据病理结果，制定术后治疗方案

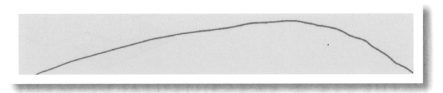

依据病理结果也可判断患者生命时长区间

二、病理检查

常见病理检查分为两种：术中快速冰冻活体组织病理与术后石蜡病理。

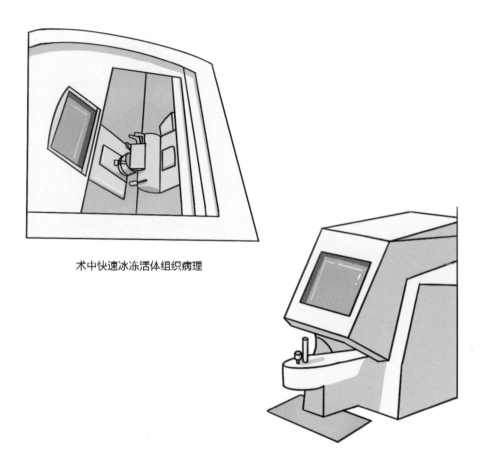

术中快速冰冻活体组织病理

术后石蜡病理

常见病理检查分类

时效性对比

术中冰冻可在术中约 30 分钟出结果，属于即刻出结果，可指导和决定手术方式。术后石蜡病理一般术后 7 个工作日才出结果。术前空心针穿刺为快速石蜡病理。

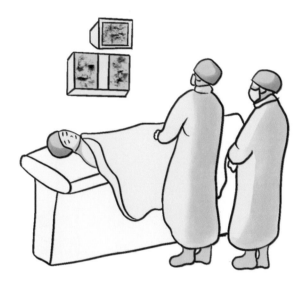

术中约 30 分钟出结果

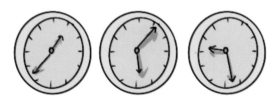

术后 7 个工作日出结果

时效性对比

（二） 准确率对比

　　术后石蜡病理为乳腺癌诊断的金标准，可判定患者的疾病严重程度以及为患者后续的治疗方式提供决定性参考。术中冰冻准确率较石蜡病理有所降低，存在约 5% 的假阳性或者假阴性率，可能导致二次手术。

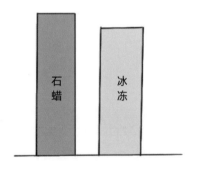

两种病理检查准确率示意

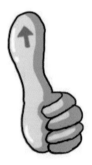

术后石蜡病理为乳腺癌诊断的金标准

准确率对比

三、病理报告内容

(一) 病理类型

病理类型大致可分为浸润性乳腺癌和原位癌等。

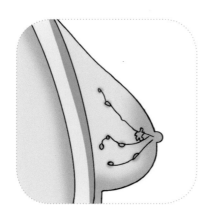 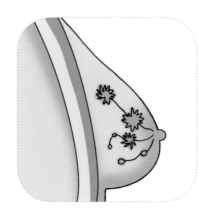

浸润性乳腺癌

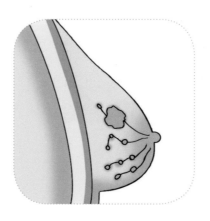

原位癌

浸润性乳腺癌与原位癌

组织学分级

病理活检组织学分级可分为Ⅰ级、Ⅱ级与Ⅲ级。

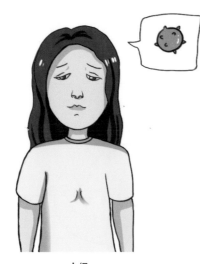

Ⅰ级

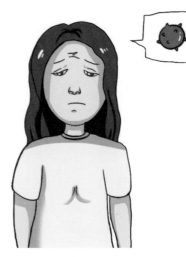

Ⅱ级

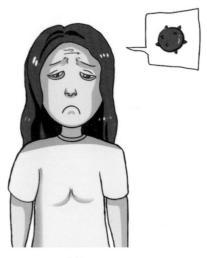

Ⅲ级

组织学分级

（三） 病理检查测量病灶大小

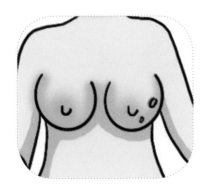

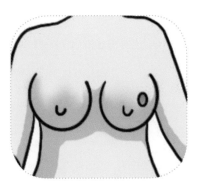

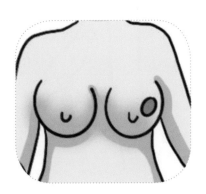

病灶大小

(四)　有无脉管和神经侵犯

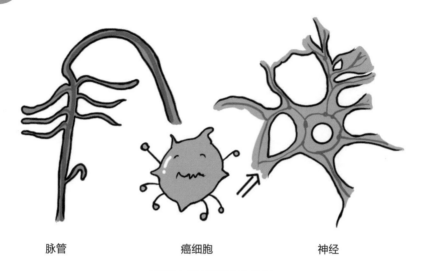

脉管　　　　　癌细胞　　　　　神经

癌细胞有无侵犯脉管和神经

(五)　有无合并原位癌

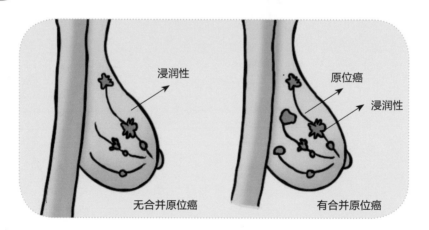

浸润性

原位癌

浸润性

无合并原位癌　　　　　有合并原位癌

是否合并原位癌

(六) 病灶切缘情况

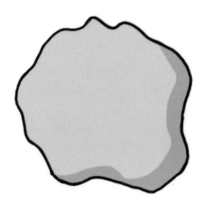

切缘无癌细胞

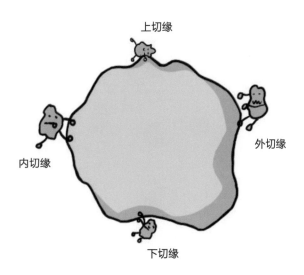

切缘有癌细胞

切缘是否有癌细胞

淋巴结情况

淋巴结清扫的数量和癌细胞转移淋巴结数量的统计。

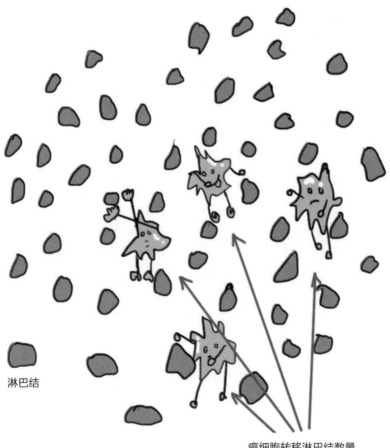

淋巴结

癌细胞转移淋巴结数量

淋巴结情况

(八)　免疫组化结果

免疫组化结果 [雌激素受体（ER）、孕激素受体（PR）、人表皮生长因子受体 2（HER-2）、细胞增殖相关抗原（Ki-67）]：免疫组化结果对于乳腺癌后续的治疗方式的选择起决定性作用并且决定了乳腺癌的分子分型，分型的 4 个亚型分别是 Luminal A 型、Luminal B 型、HER-2 过表达型和三阴型。

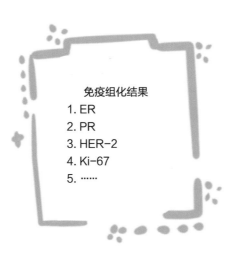

免疫组化结果
1. ER
2. PR
3. HER-2
4. Ki-67
5. ……

免疫组化结果包含的 4 个亚型

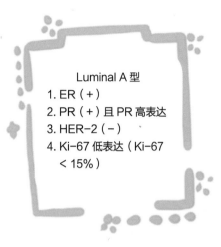

Luminal A 型
1. ER（+）
2. PR（+）且 PR 高表达
3. HER-2（-）
4. Ki-67 低表达（Ki-67
　 < 15%）

Luminal A 型的免疫组化结果

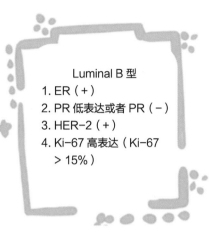

Luminal B 型
1. ER（+）
2. PR 低表达或者 PR（-）
3. HER-2（+）
4. Ki-67 高表达（Ki-67
　 > 15%）

Luminal B 型的免疫组化结果

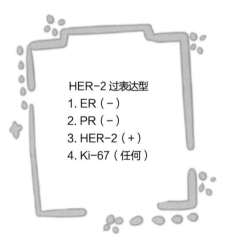

HER-2 过表达型
1. ER（-）
2. PR（-）
3. HER-2（+）
4. Ki-67（任何）

HER-2 过表达型的免疫组化结果

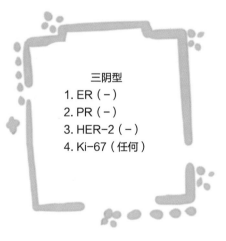

三阴型
1. ER（-）
2. PR（-）
3. HER-2（-）
4. Ki-67（任何）

三阴型的免疫组化结果

(九) 荧光原位杂交（FISH）检查

当 HER-2 结果为 Her-2（++）时需加做 FISH 检查来判断患者是否需要进行靶向治疗。

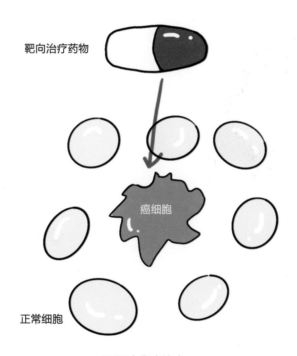

靶向治疗药物

癌细胞

正常细胞

FISH 与靶向治疗

四、乳腺癌的 TNM 分期

(一) TNM 分期的决定要素

乳腺癌的 TNM 分期，就是患者常问的"我的疾病是早期、中期还是晚期"所涉及的分期。TNM 分期是由 3 个要素决定的，T 是原发灶，N 是淋巴结，M 是远处转移。

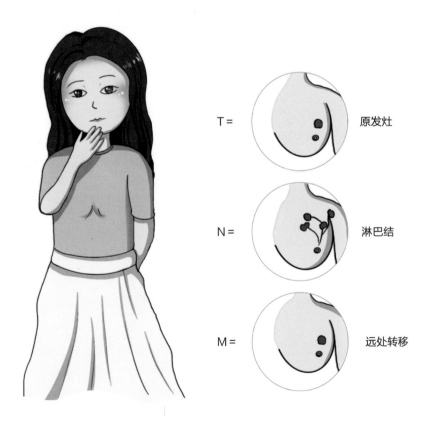

T ＝   原发灶

N ＝   淋巴结

M ＝   远处转移

TNM 分期的 3 个要素

(二) T 分期

T0 为无肿瘤，Tis 为原位癌，T1 为肿瘤直径小于 2 厘米，T2 为肿瘤直径 2～5 厘米，T3 为肿瘤直径大于 5 厘米，T4 为肿瘤侵犯皮肤、胸壁以及炎性乳腺癌等。

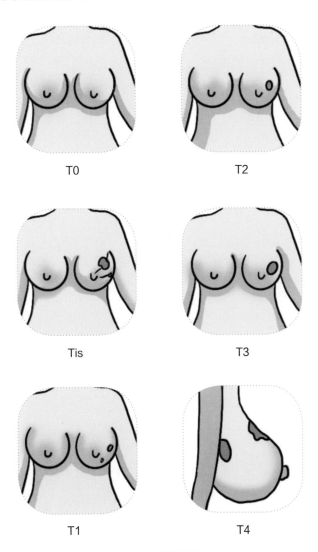

T 分期的意义

(三) N 分期

N0 为无区域淋巴结转移；N1 为 1～3 枚淋巴结转移；N2 为 4～9 枚淋巴结转移；N3 为大于等于 10 枚淋巴结转移。

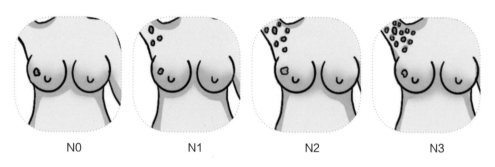

| N0 | N1 | N2 | N3 |

N 分期的意义

(四) M 分期

M0 为无远处转移；M1 为有远处转移。

肺

骨

M0   M1

M 分期的意义

156

(五) TNM 分期

TNM 分期一共分为 5 期，分别是 0 期、Ⅰ期、Ⅱ期、Ⅲ期和Ⅳ期。

	T0	T1	T2	T3	T4
N0	0期	IA期	IIA期	IIB期	IIIB期
N1M	IB期	IB期	IIB期	IIIA期	IIIB期
N1	IIA期	IIA期	IIB期	IIIA期	IIIB期
N2	IIIA期	IIIA期	IIIA期	IIIA期	IIIB期
N3	IIIC期	IIIC期	IIIC期	IIIC期	IIIC期
M1	IV期	IV期	IV期	IV期	IV期

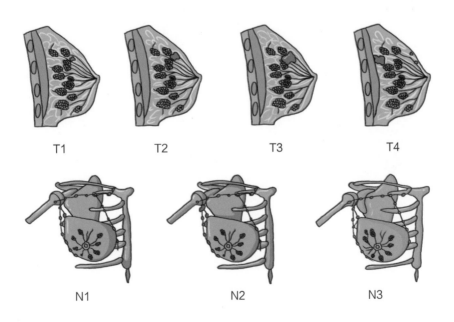

T1 T2 T3 T4

N1 N2 N3

解剖分期对照表

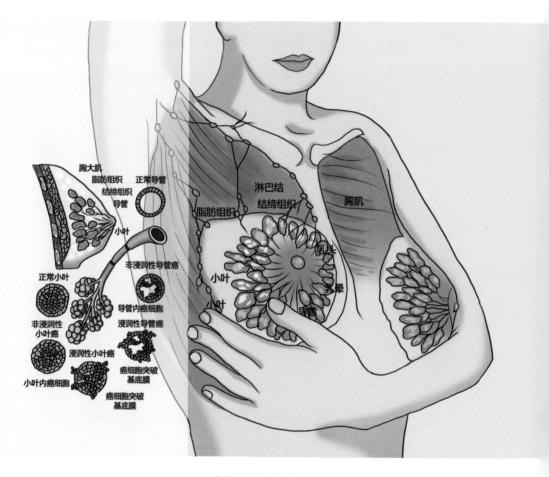

乳腺组织与癌细胞

五、乳腺肿瘤

（一）　分类

乳腺肿物经过病理检查可划分为良性和恶性。恶性肿瘤可划分为原位癌和浸润性癌。

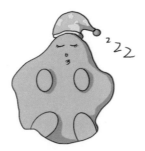

乳腺良性肿瘤无浸润和转移能力

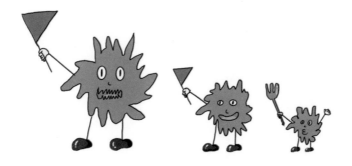

乳腺恶性肿瘤即乳腺癌，有侵袭性，可转移

乳腺良性肿瘤与恶性肿瘤

（二）原位癌

原位癌顾名思义就是生在原本位置的肿瘤，即局限于上皮基底膜内生长，可分为导管原位癌和小叶原位癌。它属于恶性肿瘤。原位癌以手术切除为主，术后无须化疗和靶向治疗。乳腺癌原位癌患者若想保乳，则需要进行放疗，并建议进行内分泌治疗。

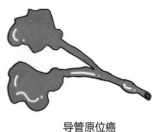

导管原位癌

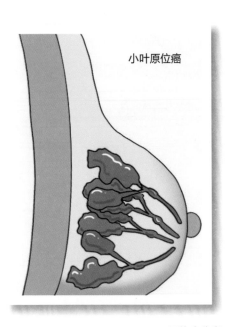

小叶原位癌

原位癌分类

(三) 浸润性癌

浸润性癌是主要危及患者生命的乳腺癌的常见恶性肿瘤类型之一，它呈扩张性地向四周侵犯正常的组织，甚至可以转移到全身各个器官，其中，骨骼、肺脏、肝脏、脑是乳腺癌常见的转移器官。浸润性癌需要手术、化疗、靶向治疗和内分泌治疗等多种治疗方式联合治疗。

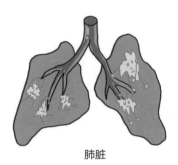

肺脏

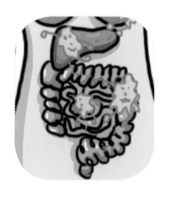

消化系统

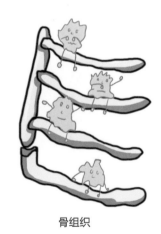

骨组织

浸润性癌的转移性

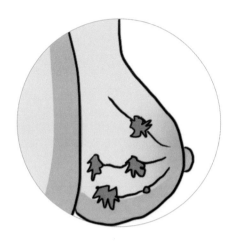

原位癌是一种局部疾病，几乎不发生转移，但浸润性癌是一种全身性疾病，常发生腋窝淋巴结和其他器官转移。

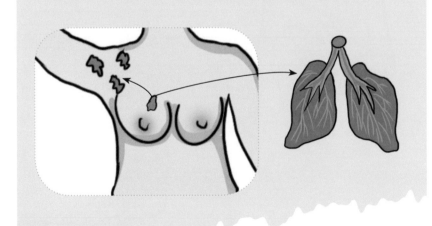

浸润性癌转移至腋窝淋巴结和肺脏的示意图

第十二章

化疗知多少

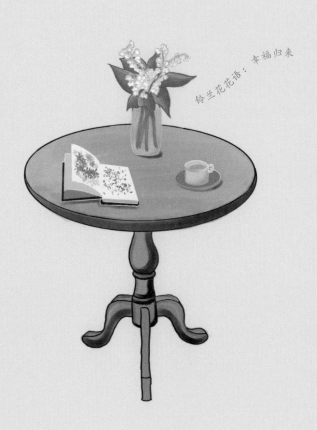

铃兰花花语：幸福归来

化疗药物通过静脉滴入体内，

血液带着药物到达全身。

接受化学药物治疗（化疗）意味着

你还要做好应对各种不良反应的心理准备。

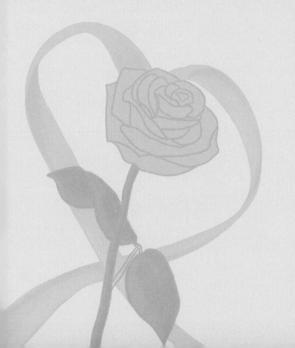

一、化疗概况

　　乳腺癌的化疗是乳腺癌综合治疗的一个重要环节。乳腺癌的化疗基本上是用静脉化疗，通过静脉滴注的方式把化疗药物推进入病人体内，通过血液流动到全身，达到治疗的效果。除了非常早期的乳腺癌，其他各期的乳腺癌基本上都要用到化疗。

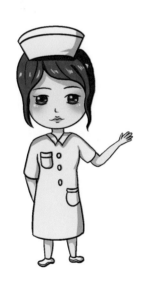

二、全面了解化疗

好的，谢谢您。

今天要输注化疗药物了，来了解一下化疗你需要做好什么准备及护理吧。

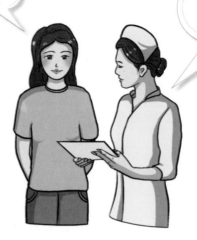

化疗知识的准备

（一）　知情同意书

了解化疗的方案及流程，做好充分准备，包括签署各项知情同意书。

化疗前要签署知情同意书

(二) 放置经外周静脉穿刺的中心静脉导管（PICC）和输液港

　　化疗前建议放置 PICC 和输液港，可以保护血管，降低化疗药物外泄等，确保化疗顺利进行。

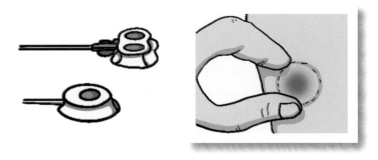

输液港

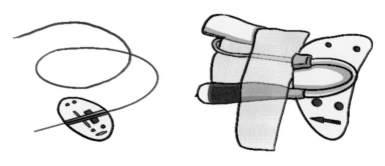

PICC

PICC 与输液港都是常用的输液技术，可以建立静脉输液通道，具体区别如下：

1. PICC

PICC 是从外周静脉处置入一条中心静脉导管，置管安全；可用于任何类型的输液治疗和抽取静脉血标本，减少静脉穿刺次数，降低输液风险；穿刺口处敷贴固定，不能直接接触水，不能提 5 千克以上重物，不能做剧烈甩臂等动作。如有出血、贴膜松脱或潮湿、手臂肿胀疼痛等情况及时就诊。因部分导管外露，如维护不当容易感染，其感染率较输液港高。可带管出院，需每周换药 1 次。

2. 输液港

输液港是一种植入皮下并可长期留置体内的静脉输液装置，不易被外人发现。可用于任何类型的输液治疗，减少了穿刺次数和药物外渗风险，合理保护血管，长期治疗结束后可取出。没有伤口，不用包扎，可洗澡。与 PICC 导管相比，因无开放性伤口，其感染率相对较低。不限制正常的工作生活和日常活动，可适当运动，如拖地板、打太极、散步、瑜伽、骑自行车等；避免提过重物品，不做引体向上、托举哑铃、打球等活动度较大的运动。置管有一定的风险。置管后需避免重力撞击植入部位，如肩颈部及置管同侧上肢出现水肿或红肿热痛，及时返院检查。维护简单：治疗期 7 天换药 1 次，治疗间歇期 4 周冲管 1 次，可带管出院。

（三）　不良反应

　　了解化疗药物可能对身体造成的各种不良反应（如恶心、呕吐、便秘、腹泻、脱发、骨髓抑制、乏力等）及护理措施。

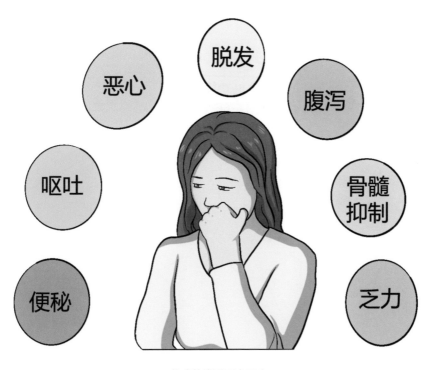

化疗的常见不良反应

(四) **化疗前必做的检测**

化疗前检测血常规及肝功能、肾功能等。应排除相关禁忌。因为化疗药物会对人体骨髓造血功能、肝功能以及肾功能造成影响。同时在进行化疗前，应先治疗身体其他疾病，在无相关禁忌后才可进行化疗。

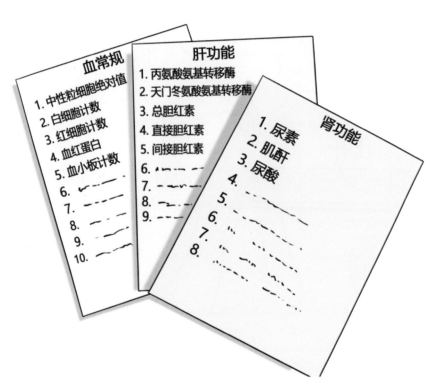

化疗前检测血常规和肝功能、肾功能

三、注意事项

(一) 生活作息原则

应保证充足睡眠、合理饮食、注意休息保暖，减少出入公共场所的频率，避免感冒，预防各类感染。

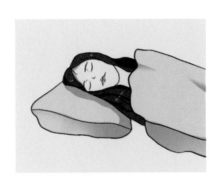

保证充足睡眠

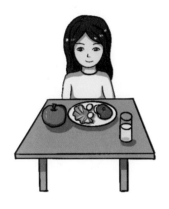

合理饮食

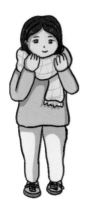

注意休息、保暖

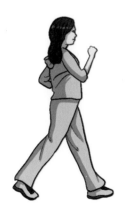

加强锻炼

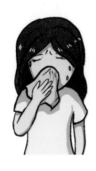

避免感冒

（二）　穿戴要求

备好适合自己的假发、帽子以及宽松纯棉的衣物。

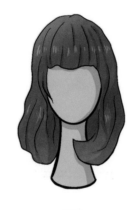

假发

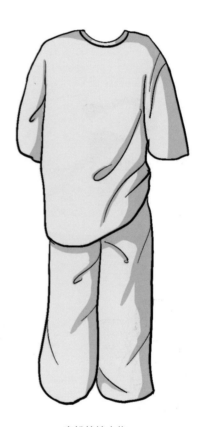

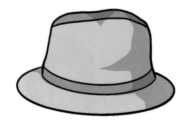

帽子　　　　　　　　宽松纯棉衣物

穿戴要求

（三）　饮食建议

日常饮食宜食用清淡易消化富含膳食纤维的食物，避免进食坚硬的食物，以预防便秘及恶心呕吐，注意少量多次饮水，少食多餐，以清淡温热食物为主。戒烟、戒酒，避免食用刺激性较强或粗糙生硬的食物，以及滚烫的食物。不建议吃以下营养品，例如蜂胶、胎盘、燕窝等。

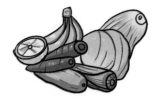

清淡膳食纤维

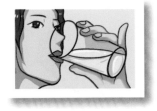

少量多次饮水

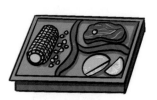

少食多餐

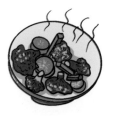

食物宜清淡、温热

适宜的饮食和生活方式

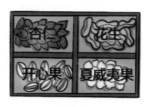

生硬食物

抽烟、饮酒

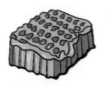

蜂产品

燕窝

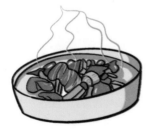

滚烫食物

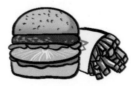

高热量食物

不建议经常食用的饮食和应避免的生活方式

四、

（一）　常见的不良反应

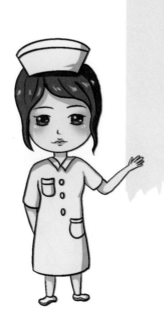

化疗常见的不良反应：

骨髓抑制

心脏毒性

肾脏毒性

胃肠道反应

过敏反应

脱发

……

（二）　影响进食的不良反应

如出现严重恶心、呕吐（很少见）影响进食时，及时告知护士或者医生进行处理。

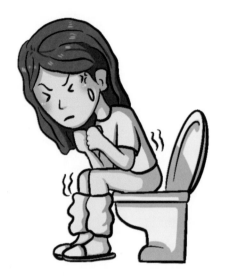

便秘

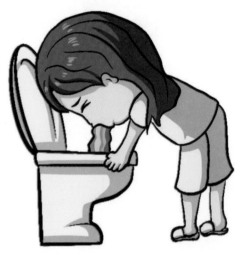

呕吐

（三）　**缓解便秘**

　　便秘是化疗比较常见的不良反应之一，患者应养成按时排便的习惯，在无特殊禁忌情况下可用手顺时针按摩腹部，从右下腹部开始。如果便秘情况严重，应在医生指导下应用润肠通便的药物或轻泻剂。长期停止排气排便伴腹痛、腹胀者请及时就医！注意大便的次数及颜色，并告知医生。

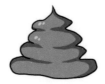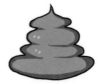

养成按时排便习惯，并观察颜色变化

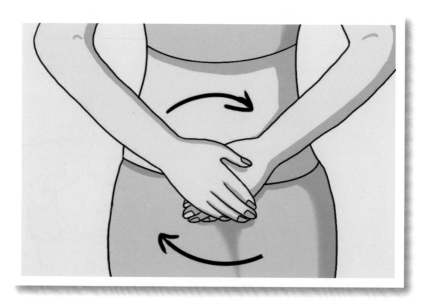

顺时针按摩腹部促进排便

（四）　应对脱发

毛囊细胞在人体细胞中分裂最快，因此，在化疗药物杀灭癌细胞的过程中，也会对毛囊细胞产生抑制作用，但是化疗结束后毛发还会再慢慢长出来。

化疗 2～3 周后头发开始脱落，可以选择提前剃去头发，可佩戴适合自己的假发、头巾或帽子，同时保持头发、头皮的清洁，不要使用刺激性强的洗发液。

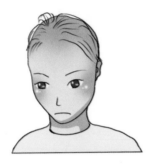

毛囊细胞分裂快，化疗结束后会重新长出来

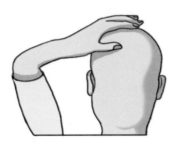

化疗前建议剃发

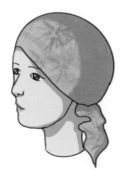

建议佩戴头巾、帽子、假发等，美观又保暖

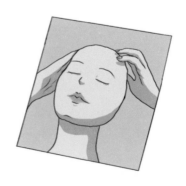

注意头皮清洁，不要使用刺激性洗发水

(五)　注意口腔卫生

应养成按时刷牙、饭后漱口的习惯，使用软毛牙刷刷牙。

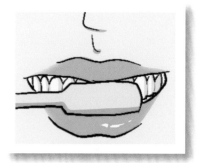

按时刷牙

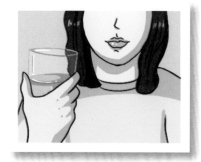

饭后漱口

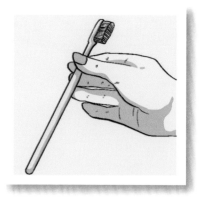

使用软毛牙刷

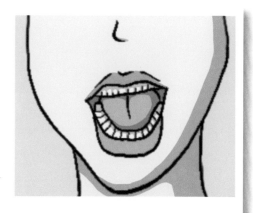

注意口腔卫生

（六） 柔软的衣服

穿衣选择较为柔软的衣服。

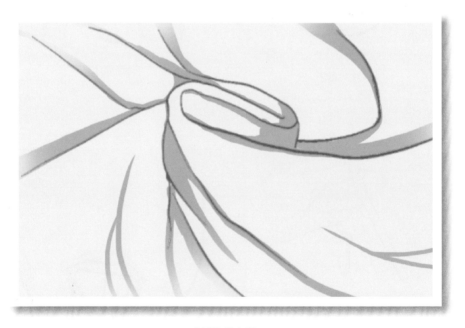

穿柔软的衣服

（七）　其他

避免剧烈运动，康复期只建议进行适当的活动，避免去人多的公众场合；外出应佩戴口罩，定期监测血压和体温等，还应预防跌倒。

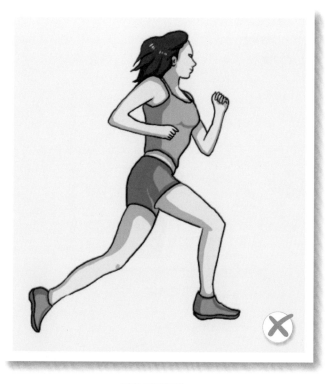

避免剧烈运动

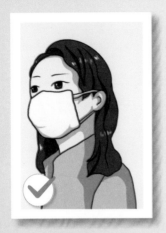

外出戴口罩

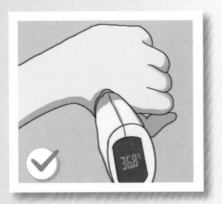

定期量体温

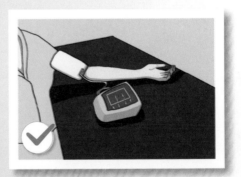

定期测量血压